Christian Lummer

Praxisanleitung und Einarbeitung in der Altenpflege

Pflegequalität sichern – Berufszufriedenheit verstärken

3., aktualisierte Auflage

schlütersche

Dr. Christian Lummer ist Diplom-Pädagoge und Diplom-Sozialpädagoge, Systemischer Organisationsberater (GSOB) und qualifiziert für das Beratungsinstrument ab-c© (Arbeits-Bewältigungs-Coaching). Er arbeitet bundesweit u.a. in den Feldern Krankenhaus, Altenhilfe, Behindertenhilfe als Berater, Trainer und Dozent.

Dr. Christian Lummer · Beratung & Training · Am Glockenbusch 2B · 33106 Paderborn
Web: www.clbt.de · Mail:Christian.Lummer@clbt.de

»Wege entstehen dadurch, dass man sie geht.«

(FRANZ KAFKA zugeschrieben)

Bibliografische Information der Deutschen Nationalbibliothek
Die Deutsche Nationalbibliothek verzeichnet diese Publikation
in der Deutschen Nationalbibliografie; detaillierte bibliografische Daten sind im Internet
über http://dnb.ddb.de abrufbar.

ISBN 978-3-89993-336-9 (Print)
ISBN 978-3-8426-8547-5 (PDF)
ISBN 978-3-8426-8548-2 (EPUB)

Reihengestaltung: Groothuis, Lohfert, Consorten | glcons.de
Satz: PER Medien+Marketing GmbH, Braunschweig
Druck und Bindung: Stürtz GmbH, Würzburg

INHALT

VORWORT ZUR 1. AUFLAGE

Dieses Buch richtet sich in erster Linie an Praktiker in Einrichtungen der Altenhilfe, die mit den Aufgaben Praxisanleitung und Einarbeitung neuer Mitarbeiter im Pflegebereich betraut sind.

Sie sollen Hilfen für wirkungsvolle Anleitungs- und Einarbeitungsprozesse an die Hand bekommen. Darüber hinaus sind Leitungsverantwortliche sowie Dozenten der Fachseminare für Altenpflege angesprochen. Leitungen tragen – zusammen mit den Trägern der Einrichtungen – die Verantwortung für eine effektive, effiziente, menschengerechte Organisationsgestaltung; für das Gesamtkonzept der Einrichtung. Hier sind Konzepte für Anleitung und Einarbeitung einzubinden. Dozenten der Fachseminare sorgen für die enge Verzahnung theoretischen Lernens mit praktischem Handeln, was letztlich ja auch Lernen ist.

Ein paar Hinweise zum Aufbau:
Zunächst sind Einarbeitung und Anleitung zwei voneinander zu unterscheidende Aufgaben. Allerdings lassen sich Konzepte aus Pädagogik und Psychologie heranziehen, die für beide Felder gleichermaßen von Bedeutung sind. So erklärt sich die hier vorgenommene Gliederung.

Nach einer grundsätzlichen Einschätzung der Bedeutung systematischer Einarbeitung und Anleitung in Altenhilfeeinrichtungen werden in Kapitel zwei die grundlegenden pädagogischen und psychologischen Konzepte dargestellt und in Bezug auf Anleitung und Einarbeitung hin erläutert. Dieses Kapitel bildet einen deutlichen Schwerpunkt. In der Fortbildungs- und Beratungsarbeit mit Praxisanleitern erlebe ich immer wieder, wie wichtig beispielsweise grundlegende Kenntnisse aus dem Bereich der Gesprächsführung sind; wie hoch hier der Lern- bzw. Trainingsbedarf ist. So sind die Inhalte dieses Kapitels die Basis für systematische Anleitung und Einarbeitung.

Kapitel drei richtet sich dann konkret am Praxisanleitungsgeschehen aus. Kapitel vier nimmt die Einarbeitung neuer Mitarbeiter in den Blick. Die Kapitel fünf und sechs über Beratung und besondere Belastungssituationen wiederum sind für beide Bereiche gleichermaßen von Bedeutung. Kapitel sieben weist über die Phase des Berufseinstiegs hinaus, gibt einige knappe Hinweise dazu, wie Berufszufriedenheit auf Dauer gesichert bzw. wie sie wiedererlangt werden kann und wie eine Einrichtung sich als ganze weiter entwickeln kann.

Das Buch ist gedacht als Lese- und Arbeitsbuch. Ich habe mich bemüht, es wie einen Reader zu verfassen. Daher auch die persönliche Ansprache im Text. In den Kapiteln finden Sie immer wieder Anregungen zur persönlichen Vertiefung.

Darüber hinaus schließen die Abschnitte jeweils mit Hinweisen bzw. Fragestellungen zur Reflexion und zu individuellen Fortschreibungen in der eigenen Einrichtung ab. So soll der Charakter einer Arbeitshilfe zusätzlich unterstrichen und ein Grundstein für die eigene Konzeptentwicklung gelegt werden.

Leser können die Kapitel des Buches je nach Dringlichkeit nutzen. Wer beispielsweise zunächst ein direktes Anleitungskonzept braucht, liest zunächst in Kapitel drei und beschäftigt sich später mit den hilfreichen Konzepten im Hintergrund aus Kapitel zwei usw. Querverweise stellen hier immer wieder Verbindungen her.

Natürlich hat ein solches Buch Grenzen. Neben der theoretischen Erarbeitung sind ergänzende Trainingsphasen im Rahmen von Fort- und Weiterbildungen sinnvoll. Hier können Anleitende in geschütztem Rahmen Haltungen überprüfen, Gespräche üben, Feedback erfahren, sicherer werden.

Ein herzliches Dankeschön sage ich Sabine Maybaum. Als Leiterin eines Fachseminars für Altenpflege gab sie mir, der ich in der Fort- und Weiterbildung tätig bin, wichtige Hinweise in punkto Ausbildung und Lernort Praxisstelle. Ihre Anregungen beim Lesen des Manuskripts haben das Buch bereichert.

Ich wünsche Ihnen viel Freude beim Lesen und Erfolge bei Ihren Transferschritten.

Paderborn, im Oktober 2000 Christian Lummer

VORWORT ZUR 2., AKTUALISIERTEN AUFLAGE

Es gibt mehrere Gründe, die »Praxisanleitung und Einarbeitung in der Altenpflege« aktualisiert neu aufzulegen:

(1) Die Altenpflegeausbildung ist (endlich) bundeseinheitlich geregelt. Dabei sind auch für das Feld Praxisanleitung neue Akzente gesetzt. Und: Praxisanleitung bleibt – oder wird mit der neuen Ausbildungsverordnung gerade jetzt? – ein anspruchsvolles Arbeitsfeld für erfahrene Pflegende, die hierin eine Herausforderung für ihre eigene berufliche Entwicklung sehen.

(2) Auch die Thematik »Konzeptionierung von Einarbeitung« im Rahmen eines umfassenden Personalmanagements hat nichts an Aktualität eingebüßt – so zeigt es jedenfalls meine Beratungspraxis. Glücklicherweise ist »Einarbeitung« dabei mittlerweile ein Punkt in vielen Qualitätshandbuchgliederungen.

(3) Weitere Entwicklungen lassen sich aufzeigen, für deren Konzeptualisierungen dieses Buch Unterstützung bieten kann: So sieht der § 45 SGB XI den Auftrag für Pflegekassen vor, u. a. für pflegende Angehörige Schulungskurse anzubieten, um soziales Engagement im Bereich der Pflege zu fördern und zu stärken, Pflege und Betreuung zu erleichtern und zu verbessern sowie pflegebedingte körperliche und seelische Belastungen zu mindern. Die angebotenen Kurse sollen Fertigkeiten für eine eigenständige Durchführung der häuslichen Pflege vermitteln. Die Schulung soll auch in der häuslichen Umgebung des Pflegebedürftigen stattfinden. Hierüber können die Landesverbände der Pflegekassen und die Verbände der Ersatzkassen Rahmenverträge mit den Trägern der Einrichtungen schließen, die die Pflegekurse durchführen. In einer dieser Rahmenvereinbarungen (z. B. Diakonisches Werk der EKD und Deutscher Caritasverband mit der Barmer Pflegekasse) sind dezidiert individuelle Anleitungs- und Beratungsleistungen für pflegende Angehörige zugesichert. »Danach erhalten Angehörige, sofern sie selbst oder die zu pflegenden Angehörigen Mitglied der Barmer sind, das Angebot einer individuellen Schulung. Bereits während der Zeit, in der die Patienten im Krankenhaus liegen, kann die Beratung der Angehörigen beginnen. Sie geht dann über in eine umfassende individuelle Schulung. In maximal 120 Minuten innerhalb der ersten zehn Tage nach dem Krankenhausaufenthalt kann so eine Vorbereitung auf die neue Situation erfolgen. Auch Folgeschulungen sind möglich« (www.diakonie.de).

Zu den Änderungen:
Für diese 2., aktualisierte Auflage ist der erste Teil des Kapitels 3 (Das Aufgabenfeld Praxisanleitung) komplett überarbeitet und der aktuellen Gesetzeslage angepasst.

Kapitel 5 (Wenn Anleitung oder Einarbeitung in Beratung umschlägt) wurde um einen Beratungsleitfaden ergänzt. Darüber hinaus sind ein paar Glättungen vorgenommen und hin und wieder ergänzende Literaturhinweise eingeflochten.

Herzlichen Dank sage ich dem Verlag, insbesondere Claudia Flöer als Lektorin, die die Neuauflage auf gänzlich unkomplizierte Weise ermöglicht hat.

Auch bei der Neuauflage wünsche ich Ihnen wieder viel Lese- und Umsetzungsfreude.

Paderborn, im September 2004 — Christian Lummer

VORWORT ZUR 3., AKTUALISIERTEN AUFLAGE

Nun liegt die dritte Auflage der »Praxisanleitung und Einarbeitung« vor Ihnen. Der Untertitel lautet nach wie vor »Pflegequalität sichern – Berufszufriedenheit verstärken«. Und darum soll es im Kern auch wieder gehen. Allerdings haben sich inzwischen manche Vorzeichen verändert, sodass der Verlag und ich zwischenzeitlich überlegt haben, den Untertitel zu ändern, etwa in »In Krisenzeiten erfolgreich agieren«.

Befinden wir uns mit der Altenpflege – speziell mit der Ausbildungssituation – in einer Krise? Angesichts der Tatsache, dass wir es mit einem sogenannten aktuellen »Mangel«- oder auch »Out«-Beruf zu tun haben, sicherlich schon. Auf weitere Rahmenbedingungen der Pflege sei dabei noch gar nicht eingegangen. Aber vielleicht wäre das Wort »Krise« doch zu pessimistisch gewählt? Die Chinesen nutzen bekanntlich dasselbe Schriftzeichen für »Krise« und »Chance.« Und auch im Griechischen meint »krisis« nicht eine aussichtslose Situation, sondern den Höhe- bzw. Wendepunkt in einer gefährlichen Lage. Vielleicht ist das die richtige Beschreibung für den Zustand, in der sich die Altenpflege zurzeit befindet und in die die Anleitungs- und Einarbeitungsprozesse eingebettet sind.

Sind wir optimistisch und hoffen auf Besserung – und wir bleiben beim alten, aber auch heute noch hoch aktuellen Untertitel.

Zu den Inhalten und zum Aufbau des Buches:
Die »Praxisanleitung und Einarbeitung« berücksichtigt die seit der zweiten Auflage veränderten Rahmenbedingungen in der Altenpflege. An den Kapiteln, die sich den Anleitungs- und Einarbeitungsprozessen im Detail widmen, hat sich im Wesentlichen nichts verändert – mit Ausnahme mancher Aktualisierung und Ergänzung.

Neu sind die Kapitel zu den Ausgangspunkten und die Ausblicke gegen Ende: In den Ausgangspunkten werden Ausbildung und Einarbeitung in den Kontext des demografischen Wandels, der Situation der Altenpflege als Mangelberuf und ausgewählter Aspekte zur identifikations- und motivationsfördernden Arbeitsplatzgestaltung gestellt.

Im Ausblick wird der Bogen geschlagen von guter Anleitung und Einarbeitung hin zu Maßnahmen der Gesundheitsförderung im (Ausbildungs)-Betrieb, zur Pflege bis 67 und zu Überlegungen zur langfristigen Bindung von Mitarbeitenden ans Unternehmen.

Insofern treffen in dieser aktualisierten Neuauflage altbewährte Konzepte auf neue, in der heutigen Zeit notwendige Strategien im Kontext von Anleitung und Einarbeitung, auf dass in Krisenzeiten bzw. bei Wendepunkten erfolgreich agiert werden kann.

Ich wünsche und hoffe sehr, dass dieses Buch ein kleiner Baustein ist für gute Ausbildungs- und Einarbeitungsbedingungen in den Einrichtungen und Diensten der (Alten-)Pflege und damit das Berufsbild an Attraktivität gewinnt und auch das Image wächst.

Vielleicht kann damit die (vermeintliche) Krise gelöst werden bzw. gar nicht erst entstehen.

Viel Freude beim Lesen!

Paderborn, im Herbst 2014 Christian Lummer

1 ANLEITUNG UND EINARBEITUNG – AUSGANGSPUNKTE

1.1 Altenpflege: ein Mangelberuf in Zeiten des demografischen Wandels

Einarbeitung neuer Mitarbeitender sowie die Ausbildungssituation junger Altenpflegeschüler/-innen muss heute in einem breiten Kontext betrachtet werden. Es geht nicht (mehr allein) um den **einzelnen** Mitarbeiter und Auszubildenden und um die **einzelne** Einrichtung, vielmehr sind Gedanken zum Berufsnachwuchs insgesamt zu berücksichtigen. Es gilt zu bedenken, dass jedes konzeptionelle Denken und Handeln die Chance auf Imagegewinn oder die Gefahr des Imageverlustes für den gesamten Berufsstand mit sich bringt. Altenpflege ist ein Mangelberuf. Pflege(fach)kräfte werden jetzt und in Zukunft dringend gesucht!

Demografische Entwicklung und Fachkräftemangel

Das statististische Bundesamt verdeutlichte in einer Modellrechnung 2010, dass die Zahl der Pflegebedürftigen in 2020 auf etwa 2,9 Millionen gestiegen sein wird und in 2030 bereits bei 3,4 Millionen liegen wird. Im Jahr 2050 sind wir dann voraussichtlich bei 4,5 Millionen angekommen.

Demgegenüber entwickelt sich ein drastischer Fachkräftemangel in der Pflege. Altenpflege, so das Institut der deutschen Wirtschaft 2013, ist einer von acht Mangelberufen für beruflich Qualifizierte.

Die Bertelsmann-Stiftung knüpfte an die Modellrechnung an und sprach in der Pressemitteilung zu ihrem »Pflegereport 2030« von rund 500 000 Vollzeit-Pflegekräften, die bis zum Jahr 2030 in Deutschland fehlen werden. Gründe genug, um in gute Ausbildung und Einarbeitung zu investieren – nicht nur monetär!

1.2 Identifikation, Motivation und Engagement junger Auszubildender und neuer Mitarbeitender halten und stärken

1.2.1 Wertschätzendes, »gesundes« Führungs- und Anleiterverhalten

Uns allen ist bewusst, dass wir heute und in Zukunft Mitarbeiter/innen brauchen, die sich mit dem Beruf und ihrer Einrichtung identifizieren, dabei hoch motiviert und engagiert und – selbstverständlich – fachlich kompetent sind.

Vorbildfunktion

Ein Baustein zu wachsender Motivation, Identifikation und Loyalität ist erlebtes wertschätzendes Handeln der Führungsverantwortlichen. Das gilt für den Praxisanleiter im Rahmen der Ausbildung wie auch für die Mentoren im Kontext der Einarbeitung. Sie sollten echte authentische Vorbilder sein.

Die Bedeutung einer wertschätzenden, »gesunden« Führungshaltung kommt inzwischen offensichtlich in den Einrichtungen und Diensten immer mehr an, wie etwa die Ergebnisse der Engagementuntersuchungen der Gallup-Organisation für 2013 betonen. Doch dazu später. Aber was meint denn nun wertschätzendes, gesundes Führungshandeln? Im Fehlzeitenreport des Wissenschaftlichen Instituts der AOK in 2011 wurde der Zusammenhang von Fehlzeiten und Führungsverhalten (»Führungsaufgabe Gesundheit«) mittels ausgewählter Fragen untersucht. Im Ergebnis zeigte sich: »Je weniger positives Führungsverhalten erlebt wurde, desto mehr wurde über gesundheitliche Beschwerden berichtet.«[1]

Die hier gestellten Fragen und Antworten erscheinen mir auch über den Kontext des reinen Verhaltens von Führungsverantwortlichen hinaus von Bedeutung. Anregung: Ersetzen Sie doch beim Lesen das Wort »Vorgesetzter« durch Praxisanleiter bzw. Mentor.

Tabelle 1: Fragen- und Prozentwerte der Antworten in der Kategorie »selten/nie«[2]

Frage	Prozent
Bekommen Sie von Ihrem Vorgesetzten Rückmeldung?	62,4 %
Erkennt Ihr Vorgesetzter gute Leistung lobend an?	54,5 %
Beachtet Ihr Vorgesetzter Ihre Meinung?	41,5 %
Bespricht Ihr Vorgesetzter Ihre Aufgaben ausreichend mit Ihnen?	36,2 %
Sorgt Ihr Vorgesetzter dafür, dass die Arbeit gut geplant wird?	34,6 %
Nimmt sich Ihr Vorgesetzter ausreichend Zeit für Ihr Anliegen?	32,4 %
Kümmert sich Ihr Vorgesetzter um Schwierigkeiten?	31,5 %
Informiert Ihr Vorgesetzter Sie rechtzeitig und ausreichend?	31,2 %
Ist Ihr Vorgesetzter auf Probleme bei der Arbeit ansprechbar?	28,3 %
Nimmt Ihr Vorgesetzter Rücksicht?	28,1 %
Fühlen Sie sich von Ihrem Vorgesetzten gerecht behandelt?	25,1 %
Ist der Umgang zwischen Vorgesetzten und Mitarbeitern kollegial?	21,4 %

1 Lummer 2014, S. 63
2 Vgl. Wissenschaftliches Institut der AOK 2011

Welche Hinweise gibt diese Studie Ihnen bzw. Ihrer Einrichtung für »gesunde« Anleitungs- und Einarbeitungsprozesse – und letztlich für das Erfordernis, hoch loyale, motivierte, identifizierte Mitarbeiter/innen langfristig an Ihr Unternehmen binden zu sollen? Für weitere Aspekte gesundheitsorientierter, wertschätzender Führung sei verwiesen auf beispielsweise Matyssek[3] und Lummer[4].

1.2.2 Motivationsfördernde Arbeitsplätze

Was macht eigentlich einen starken, motivierenden Arbeitsplatz aus? Und weiter gefragt: Was macht einen starken, motivierenden Ausbildungsplatz im Rahmen der praktischen Ausbildung in der Altenpflege aus? Kann man das messen? Welche Bedingungen müssen gegeben sein, damit ein fachlich guter Mitarbeiter/eine Mitarbeiterin (nach der Ausbildung) gern in Ihrer Einrichtung bleibt und für sie wirbt? Was motiviert (nicht nur) junge Auszubildende und neue Mitarbeiter? Die amerikanische Unternehmensberatung Gallup hat sich diese Frage auch gestellt und mit einem hoch aufwändigen Forschungsverfahren zwölf Fragen identifiziert, mit Hilfe derer sich starke motivierende Arbeitsplätze messen lassen.[5]

Mit Hilfe dieser Fragen, den »12 Q« (12 questions), wird u. a. in Deutschland seit 2001 jedes Jahr der sogenannte Engagement-Index gemessen und die emotionale Bindung der Mitarbeiter/innen an ihr Unternehmen ermittelt.

Für 2013 ist festzuhalten, dass

- 16 % der deutschen Arbeitnehmer/innen sich hoch emotional an ihren Arbeitsplatz gebunden fühlen;
- 67 % Dienst nach Vorschrift leisten und
- 17 % emotional ungebunden seien bzw. schon innerlich gekündigt haben.[6]

Für die emotionale Bindung der Mitarbeiter/innen sind die Qualität der Führung und der Unternehmenskultur (s. o.) entscheidende Faktoren. Diese Erkenntnis scheint sich in vielen Unternehmen durchzusetzen, so ist es in der Gallup-Pressemitteilung vom 31.03.2014 zu lesen: »Emotionale Mitarbeiterbindung wirkt als eine Art Schutzimpfung gegen Abwanderung und bietet den Unternehmen Sicherheit in ihrer Personal- und

---

[3] Matyssek, A.K. (2010). Führung und Gesundheit. 2. Aufl. Norderstedt: BOD

[4] Lummer, C. (2014): 50 Tipps für Führungsverantwortliche bei Personalmangel. Hannover: Schlütersche

[5] Buckingham, M. & Coffman, C. (2005). Erfolgreiche Führung gegen alle Regeln. Wie Sie wertvolle Mitarbeiter gewinnen, halten und fördern. Konsequenzen aus der weltweit größten Langzeitstudie des Gallup Instituts. 3. Aufl. Frankfurt: Campus

[6] Es lohnt sich übrigens, den Verlauf der »Zahlen« über die Jahre hinweg zu verfolgen. Seit 2001 wird in Deutschland erhoben und die Prozentwerte sind jedes Jahr sehr ähnlich dramatisch. Ich empfehle Ihnen den Blick ins Internet. (www.gallup.de). Und wer sich noch tiefer interessiert, dem sei das Buch von Buckingham & Coffman »Erfolgreiche Führung gegen alle Regeln« (2005) empfohlen. Hier wird der Forschungsweg beschrieben, der letztlich zu der Auswahl der 12 Fragen geführt hat.

Kostenplanung« und »gerade für Unternehmen, deren Geschäft auf Beratung, Service und Dienstleistungen basiert, sind emotional gebundene Mitarbeiter immens wichtig.«

Es lohnt sich also, in gute, wertschätzende Führung, Einarbeitung und Praxisanleitung und in Gesundheitsprogramme zu investieren.

Tabelle 2: Die »12 Q's«[7]

1.	Weiß ich, was bei der Arbeit von mir erwartet wird?
2.	Habe ich die Materialien und Arbeitsmittel, um meine Arbeit richtig zu machen?
3.	Habe ich bei der Arbeit jeden Tag die Gelegenheit, das zu tun, was ich am besten kann?
4.	Habe ich in den letzten sieben Tagen für gute Arbeit Anerkennung und Lob bekommen?
5.	Interessiert sich mein/e Vorgesetzte/r oder eine andere Person bei der Arbeit für mich als Mensch?
6.	Gibt es bei der Arbeit jemanden, der mich in meiner Entwicklung unterstützt und fördert?
7.	Habe ich den Eindruck, dass bei der Arbeit meine Meinungen und Vorstellungen zählen?
8.	Geben mir die Ziele und die Unternehmensphilosophie meiner Firma das Gefühl, dass meine Arbeit wichtig ist?
9.	Sind meine Kollegen bestrebt, Arbeit von hoher Qualität zu leisten?
10.	Habe ich innerhalb der Firma einen sehr guten Freund?
11.	Hat in den letzten sechs Monaten jemand in der Firma mit mir über meine Fortschritte gesprochen?
12.	Hatte ich bei der Arbeit bisher die Gelegenheit, Neues zu lernen und mich weiterzuentwickeln?«

Gut ist es, wenn Mitarbeiter darauf mit einem möglichst starken Ja antworten können. Soweit zu grundsätzlichen Einordnungen von Praxisanleitung und Einarbeitung in den Einrichtungen und Diensten. Reflektieren Sie selbst, wo Sie stehen. Beantworten Sie die 12 Fragen in Bezug auf sich selbst – und/oder aus dem Blickwinkel Ihrer Mitarbeitenden und Auszubildenden. Was würden diese – ehrlich – antworten? Wenden wir uns nun dem Einarbeitungs- und Anleitungsgeschehen im Detail zu.

[7] Buckingham & Coffman 2005, 21 f.

1.3 Anleitung und Einarbeitung als Beiträge zur Berufszufriedenheit und Schritte zu wachsender Qualität in der Pflege

Mit König[8] können wir – auch heute noch – festhalten: »Die Einarbeitung neuer Mitarbeiter als Teil der Personalentwicklung, ist eine wichtige Führungs- und Leitungsaufgabe, in der Praxis jedoch ein häufig vernachlässigtes Thema.«[9] Diese Aussage gilt nicht allein für die Einarbeitung neuer Mitarbeiter. Meiner Erfahrung nach wird die Anleitung von Auszubildenden in der Pflege ebenso oft stark vernachlässigt.

Ein Beispiel, das für beide Situationen steht: In einem mehrschrittigen Fortbildungskurs mit Anleitern trugen wir zu Beginn eigene Erfahrungen von Angeleitet- und Eingearbeitetwerden zusammen. Die Teilnehmer sollten in einem Bild darstellen, wie sie Anleitung bzw. einen ersten Tag in dem für sie neuen Arbeitsfeld Pflege selbst erlebt hatten. Ausdrucksstarke Bilder wurden im Plenum präsentiert. In den Erläuterungen offenbarten sich Erfahrungen wie: »Sie haben doch ein Kind, dann wissen Sie ja, wie Pflege geht. Fangen Sie doch bitte in Zimmer 103 mit dem Waschen an.« Aussagen wie: »Ich wurde einfach ins kalte Wasser geworfen«, kamen wieder ins Bewusstsein. Ein Teilnehmer berichtete davon, dass er am ersten Tag sofort eine verwirrte Bewohnerin waschen sollte: »Diese Bewohnerin hat die ganze Zeit über geschrien«, so seine beklemmende Erinnerung.

Berichte in Fachzeitschriften (z. B. Assemi 1996[10]) erhärten diese Erfahrungen. Mit den Jahren häufen sich Studien im Zusammenhang mit der Berufsflucht von Altenpfleger/innen. Aus den Ergebnissen lässt sich ableiten, dass Anleitung und Einarbeitung Bausteine sind, die Berufszufriedenheit entstehen bzw. wachsen lassen.

Das zeigt auch eine Längsschnittstudie des BIBB (Bundesinstitut für Berufsbildung), von der Meifort und Becker[11] berichten (1998). Ein Ergebnis zeigt, dass bereits während der Ausbildung bzw. im ersten Berufsjahr nach Ausbildungsende ein Drittel der Pflegekräfte aus dem Beruf ausgestiegen ist oder aber den Ausstieg für die unmittelbare Zukunft plant. 40 % der im Beruf verbliebenen Altenpfleger erklärten sich mit ihrem Beruf und ihren Tätigkeiten unzufrieden.[12]

---

8 König, E. M. (1998). Einarbeitung neuer MitarbeiterInnen. In: Kämmer, K. & Schröder, B. (Hrsg.) (1998). Pflegemanagement in Alteneinrichtungen. Grundlagen für Konzeptentwicklung und Organisation. 3., überarb. und erw. Aufl. Hannover: Schlütersche

9 König 1998, S. 72

10 Assemi, M. (1996). Balance zwischen Himmel und Hölle. Erst große Erwartungen, dann der große Frust: Praktikumserfahrungen in einem Berliner Pflegeheim. In: Altenpflege, 11/96, 716–718. Hannover: Vincentz

11 Meifort, B. & Becker, W. (1998). Ein Beruf fürs Leben. Gründe für die Berufsflucht aus der Altenpflege. In: Dr. Mabuse, 111 (Jan/Feb 1998), 41–47. Frankfurt: Mabuse

12 Meifort & Becker 1998, S. 46

Neben einer Reihe von Gründen, wie bspw. fachliche »Heimatlosigkeit« und ungenaues Berufsbild der Altenpflege, wurden besonders Ausbildung und hier insbesondere die Anleitung in Praxisphasen massiv kritisiert. Auszubildende in der Altenpflege beklagten eine mangelhafte Vorbereitung auf berufspraktische Ausbildungsblöcke und eine mangelhafte Qualität der praktischen Ausbildung.

Neben der Kritik an den Ausbildungsstätten, den Fachseminaren, die die Altenpflegeschüler ungenügend betreuten, kam der Vorwurf, dass Praxisanleiter – sofern überhaupt vorhanden – überwiegend nicht für Ausbildungsaufgaben freigestellt wurden und in der Regel keine spezifische Qualifikation für das Aufgabenfeld Anleitung mitbrachten. Oft waren sie »nur« berufserfahrenes Personal, nicht selten selbst noch in Ausbildung.

Darüber hinaus erlebten sich die Altenpflegeschüler in ihren Arbeitseinsätzen als Arbeitskräfte, nicht als Auszubildende: »Wesentlicher Kritikpunkt ist …, daß die betriebliche Ausbildung, die in Form von Praktikumseinsätzen durchgeführt wird, keine Ausbildung, sondern Arbeit ist.«[13]

In einer anderen Studie, in der der Frage auf den Grund gegangen wurde, wie es zu Burnout- Belastungen in der Altenpflege kommt[14], kamen die Forscher zum Ergebnis, dass u. a. unzureichende Qualifizierung und ungünstige Arbeitsbedingungen die Entstehung von Burnout-Symptomen begünstigen.

Zimber führte Güntert[15] an und formulierte als eine Forderung, dass auf betrieblicher Ebene Maßnahmen der Personal- und Organisationsentwicklung einen wichtigen Beitrag zur Sicherung von Pflegequalität und Mitarbeiterzufriedenheit leisten, und deshalb anzustreben sind.[16] Sie sind als Burnoutprophylaxe-Maßnahmen zu gewichten.

Schindler & Schindler[17] befassten sich explizit mit der Situation der Einarbeitung neuer Mitarbeiter. Auch sie nahmen die hohe Fluktuation von Altenpflegekräften zum Ausgangspunkt ihrer Ausführungen zu »Aufmerksamkeit schafft Qualität« (1996). In den Ergebnissen einer durch sie durchgeführten Befragung kam zum Ausdruck, dass Einarbeitung »nebenher« durch »freundliche Kolleginnen« nicht ausreicht, dass es gezielter Einarbeitungs- und Betreuungsmaßnahmen bedürfe, die »über die Begrüßung am ersten Tag hinausgehen«.[18]

---

13 Ebd., S. 43

14 Zimber, A. (1997). Auch Helfer brauchen Hilfe. Harter Arbeitsalltag gefährdet die Gesundheit des Pflegepersonals. In: AltenpflegeForum, 5. Jg, (1997) Nr. 4, 18–27. Hannover: Vincentz

15 Güntert, B.; Orendi, B. & Weyermann, U. (1991). Die Arbeitssituation des Pflegepersonals – Strategien zur Verbesserung. Bern: Huber

16 Zimber 1997, S. 25

17 Schindler, M. & Schindler, U. (1996). Aufmerksamkeit schafft Qualität. Die Einarbeitung neuer MitarbeiterInnen verdient mehr Beachtung. In: Altenpflege, 8/96, 517–520. Hannover: Vincentz

18 Ebd., S. 517

Dabei ist erfolgreiche Einarbeitung als Schlüsselvoraussetzung für die Entwicklung einer professionellen Grundeinstellung zur Altenpflege und Identifikation mit dem Aufgabenprofil und der Einrichtung zu kennzeichnen.[19] In weiteren Ergebnissen ihrer Umfrage unter Mitarbeitern eines Altenpflegeheims kamen Schindler & Schindler zu folgenden Ergebnissen: Ca. 92 % der Befragten antworteten auf die Frage, wie ihrer Meinung nach der erste Arbeitstag neuer Mitarbeiter aussehen sollte, dass Einarbeitung durch »Mittun« ohne Verantwortung erfolgen sollte. Ca. 81 % wünschen sich eine Einarbeitung über einen längeren Zeitraum (hier nicht näher definiert) und ca. 63 % hielten eine feste Bezugsperson für wünschenswert.[20]

Erschreckend sind die Antworten auf die Frage, wie die Befragten ihre eigene Einarbeitung erlebt hatten. Ca. 59 % gaben an, dass es keine Einarbeitung gab. Gut 18 % sagten, dass die Anleitung nicht ihren Bedürfnissen entsprach (nicht näher spezifiziert, was denn ihre Bedürfnisse waren), ca. 33 % berichteten, dass sie noch keine volle Verantwortung übernehmen mussten. Lediglich knapp 26 % gaben an, gut auf den Umgang mit alten Menschen vorbereitet worden zu sein.

In vielen Häusern (Alten(pflege)heimen, ambulante Dienste, Kurzzeitpflegen, Betreutes Wohnen usw.) wird heute an Einrichtungskonzepten gearbeitet. Vielfach beginnt man – sinnvollerweise – mit der Erarbeitung eines Einrichtungsleitbildes.

Ein Leitbild macht Aussagen:
- zum Menschenbild;
- zur Art der Dienstleistung(en);
- zur Sichtweise der Kunden;
- zum Umgang mit Wettbewerbern;
- zur Führung;
- zur Art der Zusammenarbeit im Team;
- zur Einbindung der Einrichtung in die Umwelt;
- zur Einbindung von und zum Umgang mit Partnern;
- zum Umgang mit Ressourcen.

In ein Leitbild gehört auf jeden Fall eine leitende Formulierung zur Einarbeitung von neuen Mitarbeitern und zum Einsatz von Lernenden. Dahinter steht ein umfassendes Verständnis von Personalentwicklung (vgl. Kapitel 3.2.1.2 zur Standortbestimmung von Anleitung in der ausbildenden Einrichtung!).

---

19 Ebd.
20 Ebd., S. 518

In der »Rahmenkonzeption stationärer Altenhilfe« des Verbandes katholischer Heime und Einrichtungen der Altenhilfe in Deutschland e.V. heißt es bspw. zum Aspekt der Anleitung: »Die stationären Einrichtungen tragen Verantwortung für die Ausbildung in einigen Berufen. Sie stellen Ausbildungsplätze, vor allem in der Altenpflege, zur Verfügung. Die in den Einrichtungen anleitenden Fachkräfte benötigen zusätzliche Qualifikationen, um die Tätigkeit der Anleitung pädagogisch sinnvoll ausüben zu können. Gleichzeitig müssen Bedingungen geschaffen werden, die die Schüler/innen motivieren, die Lernmöglichkeiten auszuschöpfen.«[21]

Es ist dringend notwendig, dass Einrichtungen Konzepte für beide Arbeitsaufgaben (Einarbeitung Anleitung) entwickeln und umsetzen. Sie helfen, Berufszufriedenheit zu sichern und fördern die Qualität in der Pflege. Sie können bspw. in das Pflegemodell nach Monika Krohwinkel eingeordnet werden, z. B. in den Bereich der indirekten Pflege[22].

Für den Bereich der Praxisanleitung ist hier inzwischen zumindest geregelt, dass die ausbildenden Einrichtungen Praxisanleitungen stellen müssen, die über mindestens zweijährige Berufserfahrung in der Altenpflege und über die Fähigkeit zur Praxisanleitung verfügen. Die Altenpflege-Ausbildungs- und Prüfungsverordnung sieht vor, dass dies in der Regel durch eine berufspädagogische Fort- und Weiterbildung nachzuweisen ist (AltPflAPrV 2002).

Reflexion:

Wo stehe ich – Wo steht unsere Einrichtung?

1. Welches Fazit ziehen Sie gegenwärtig für Ihre Einrichtung in Bezug auf die Konzeption von Anleitungs- und Einarbeitungsaufgaben?
2. Welche Kernpunkte halten Sie für wichtig – konkret für Ihre Einrichtung? Wer sollte hier federführend wirken?

[21] Verband der katholischen Heime und Einrichtungen der Altenhilfe in Deutschland e.V. (Hrsg.) (1997). Rahmenkonzeption stationärer Altenhilfe. Leitbild Altenpflegeausbildung. Freiburg, S. 12

[22] Sowinski, C.; Falk, J.; Grond, E.; Kerres, A.; Pfäfflin-Wagner; Stieper, K. & Weller, A.; (1995a). Theoriegeleitetes Arbeiten in Ausbildung und Praxis. Ein Baustein zur Qualitätssicherung in der Altenpflege. Köln: KDA, S. 50

2 ANLEITUNG UND EINARBEITUNG ALS GEPLANTE PROZESSE

In diesem Kapitel sollen grundlegende Konzepte besprochen werden, die im Rahmen der Einarbeitung und Anleitung Bedeutung haben.

Grundlegende Konzepte

- Grundhaltungen
- Wahrnehmung und Wahrnehmungsgewohnheiten
- Hinweise zur verbalen und nonverbalen Kommunikation
- Planung und Gestaltung von Lernprozessen
- Konfliktverstehen und Konfliktbewältigung

2.1 Beziehungen erfolgreich aufbauen und gestalten

Altenpflege ist ein vielfältiges Beziehungsgeschehen. Altenpflege ist Beziehungsarbeit. Und: Beziehungsarbeit ist Gefühlsarbeit. In ihren Arbeitsfeldern ((Pflege-)Heim, Ambulanter Dienst, Kurzzeitpflege, Begegnungsstätte usw.) bauen Pflegekräfte Beziehungen zu Bewohnern bzw. Patienten, zu (neuen) Kollegen, Auszubildenden, Ärzten, Angehörigen, Betreuern etc. auf. Beziehungen sind immer geprägt von Gefühlen.

Grundlegende Fragen zu Beziehungen

- Wie bauen Pflegekräfte diese Beziehungen auf?
- Wodurch sind die Beziehungen geprägt?
- Wie pflegen sie Beziehungen?

2.1.1 Grundhaltungen nach Carl Rogers

Beziehungen aufzubauen und zu pflegen, lässt sich als Kernanforderung und Kernkompetenz an bzw. von Anleitern bzw. Mitarbeitern beschreiben, die die Aufgabe der Einarbeitung neuer Kollegen wahrnehmen.

Für diese Prozesse gilt es, Grundhaltungen zu entwickeln und zu leben, die nicht aufgesetzt wirken, sondern einer inneren Überzeugung entsprechen. Als Basis ist hier

Carl Rogers[23] heranzuziehen, der Variablen im Kontext der Gesprächspsychotherapie entwickelt hat. Diese grundlegenden Sätze sind auf ihre Bedeutung und Wirksamkeit inzwischen hinreichend untersucht und bestätigt.

Grundhaltungen nach Rogers

- Präzises einfühlendes Verstehen, Empathie
- Wertschätzung oder bedingungsfreies Akzeptieren
- Echtheit oder Kongruenz

Wenn wir in Rogers Ausführungen schauen, könnten wir gleichsam seinen Begriff des »Therapeuten« durch Anleiter bzw. Einarbeitender ersetzen, sein Wort »Klient« durch Auszubildenden bzw. neuer Kollege.

2.1.1.1 Präzises einfühlendes Verstehen, Empathie

»In der von Augenblick zu Augenblick stattfindenden Begegnung zeichnet sich die Fähigkeit des Therapeuten vor allem durch seine Fähigkeit aus, die Erlebnisse und Gefühle des Klienten und deren persönliche Bedeutung präzise und sensibel zu erfassen. Ein solches einfühlendes Verstehen heißt, daß der Therapeut in der Welt des Klienten zu Hause ist. … Der Therapeut versucht, ›in die Haut des Klienten zu schlüpfen‹, … Es (das einfühlende Verstehen, d. Verf.) fördert und klärt das wachsende Vertrauen, das der Klient zu seinem Selbstbild gewinnt.«[24]

In der Übertragung auf Anleitungs- und Einarbeitungsprozesse sei eine Bemerkung vorweggeschickt: Kollegen, die für diese Aufgaben bereitstehen, sind selbstverständlich keine Therapeuten. Sie sollen es auch gar nicht sein. Aber sie sind die entscheidenden Bezugspersonen für alle, die neu in die Einrichtung kommen (vgl. Kapitel 3 und 4). Sie helfen beim Hineinwachsen in die Einrichtung, sie geben Orientierung und Anhaltspunkte beim Einarbeiten. Sie sind eine Art »Visitenkarte der Einrichtung«. Denn sie bringen den herrschenden Umgang(ston) in das Einarbeitungs- bzw. Anleitungsgeschehen ein.

Stellen Sie sich also vor: Eine neue, nicht examinierte Kollegin soll eingearbeitet werden. Sie erlebt im Kontakt mit einem Bewohner eine Szene, die sie als Ablehnung ihrer Person erlebt. Sie hat den Mut und berichtet davon im nächsten vereinbarten Gespräch mit der Kollegin, die sie einarbeitet. Wie sollte die Kollegin reagieren? Sagt sie: »Ach, nehmen Sie das doch nicht persönlich. Am Anfang ist mir das mit Herrn Meier auch so gegangen. Sehen Sie, heute kommen wir beide glänzend miteinander

[23] Vgl. Rogers, C. R. (1983). Therapeut und Klient. Grundlagen der Gesprächspsychotherapie. Frankfurt: Fischer
[24] Rogers 1983, S. 23 ff.

aus?« Oder erwidert sie: »Oh, da haben Sie etwas erlebt, was Ihnen ganz schön zu schaffen macht. Denken Sie, Herr Meier mag Sie vielleicht nicht – und sind Sie darüber traurig?«

Versetzen Sie sich einmal in die Situation der neuen Kollegin: Mit welcher Reaktion würden Sie sich verstanden fühlen? In der ersten Reaktionsvariante steht eher die Anleiterin im Mittelpunkt. Sie spricht mehr von sich, als dass sie auf die Schilderung der neuen Kollegin eingeht. In der zweiten Variante praktiziert sie wirkliche Einfühlung. Wenn jetzt die neue Kollegin: »Ja, das stimmt genau«, antworten würde, hätte sie eine direkte Bestätigung darauf.

Die Situation der »Neuen« akzeptieren

Natürlich sind Anleiter und Einarbeitende keine Therapeuten. Sie sollten dennoch versuchen, ganz »nah« beim anderen zu sein, sich in die Situation »der Neuen« einzufühlen, um deren Hineinwachsen – auf pflegetechnischem Gebiet und besonders im Gefühlsbereich – zu erleichtern.

Damit kein Missverständnis aufkommt: Wenn das Sich-selbst-in-den-Mittelpunkt-Stellen kritisiert wird, so heißt das nicht, dass grundsätzlich ein Sprechen von seiner eigenen Situation im Sinne des: »Bei mir war das früher ähnlich und dann ist … passiert«, grundsätzlich schlecht ist. Im Gegenteil. Wir alle erleben es immer wieder positiv. Wir fühlen uns verstanden, wenn wir solche Sätze hören. Dies beschreibt auch Verena Tschudin[25] in ihrem Modell des »Helfen(s) im Gespräch« als Technik des »Sich dem anderen mitteilen«. Jedoch liegt die dahinter liegende Absicht anders: Die Technik des Sich-Mitteilens dient dem einfühlenden Verstehen und nicht der Ablenkung bzw. Hinlenkung auf die Person der Einarbeitenden.

Fazit

Eine wesentliche Grundhaltung für den Beziehungsaufbau und die Beziehungsgestaltung (nicht nur) im Anleitungs- und Einarbeitungsgeschehen ist die Rogers-Variable Einfühlung. Einfühlendes Verstehen hilft den neuen Kollegen bei der Entwicklung ihres beruflichen Selbstbildes als Pflegekraft.

---

25 Vgl. Tschudin, V. (1990). Helfen im Gespräch. Eine Anleitung für Pflegepersonen. Basel: Recom

2.1.1.2 Wertschätzung oder bedingungsfreies Akzeptieren

»Es fördert den therapeutischen Prozeß, wenn der Therapeut seinem Klienten als einer Person mit vielen konstruktiven Möglichkeiten tiefe und echte Zuneigung entgegenbringt und sie auch äußert. Wenn diese Zuwendung frei ist von Beurteilungen und Bewertungen der Gedanken, Gefühle und Verhaltensweisen des Klienten, verdient sie die Bezeichnung ›bedingungsfreies Akzeptieren‹. … Bei der genannten Art von Wertschätzung akzeptiert der Therapeut die Äußerungen von defensiven, feindseligen, negativen oder schmerzlichen Gefühlen des Klienten in gleicher Weise wie die Äußerungen von liebevollen, reifen oder positiven Gefühlen.«[26]

Wertschätzung oder bedingungsfreies Akzeptieren fördert den Beziehungsaufbau und die -gestaltung. Das Zitat spricht gleichsam für sich selbst, auch im Kontext der Altenpflege – hier im Anleitungs- und Einarbeitungsgeschehen.

Gehen wir noch einmal zum gerade geschilderten Beispiel zurück: Die neue Kollegin erfährt – subjektiv – das Gefühl des Abgelehnt-Seins. Mehrere solcher Erlebnisse mit Herrn Meier erhärten diesen Eindruck. Nicht einfühlende Reaktionen führen – natürlich nicht allein – zu einer negativen Selbstbewertung: »Bin ich eine so schlechte Pflegekraft, dass ich nicht einmal eine gute Beziehung zu Herrn Meier hinkriege? Wie soll das bloß werden, wenn ich noch andere Meiers kennenlerne?«

Einfühlung und Wertschätzung können diese negativen Selbstbewertungsprozesse verhindern. Wertschätzung und bedingungsfreies Akzeptieren bedeutet: Auch negative Gefühle wie Angst, Scham, Wut, Trauer, Ekel, Zorn etc. dürfen ausgesprochen werden, ohne dass man sich der Gefahr einer negativen Sanktion aussetzt.

Fazit

Bedingungsfreies Akzeptieren und Wertschätzung heißt nicht, dass Anleiter oder Einarbeitender diese Gefühle teilen müssen. Es ermöglicht jedoch drei Chancen:

1. Die Pflegekraft hat die Chance, ihre Deutung der Beziehung zu Herrn Meier offen auszusprechen und mit Hilfe ihres Gegenübers, der Anleiterin, zu überprüfen.
2. Herr Meier wird infolge der ersten Bewertung der neuen Kollegin für diese nicht vorschnell als Person etikettiert, mit der schwer auszukommen ist.
3. Der Gefahr, dass eine vorschnelle, negative Etikettierung Herrn Meiers sich auf andere Kollegen überträgt, wird durch das Einarbeitungsgespräch vorgebeugt.

---

[26] Rogers 1983, S. 28f.

2.1.1.3 Echtheit oder Kongruenz

Echtheit oder Kongruenz »ist die grundlegendste unter den Einstellungen des Therapeuten, die den positiven Verlauf einer Therapie fördern.«[27]

Und mit Rogers, aber in der Terminologie des Einarbeitungs- bzw. Anleitungsgeschehens, ist ein Einarbeitungs- oder Anleitungsprozess »mit größter Wahrscheinlichkeit dann erfolgreich«, wenn der Anleiter/Einarbeitende »in der Beziehung zu seinem« Auszubildenden/neuen Kollegen »er selbst ist, ohne sich hinter einer Fassade oder Maske zu verbergen.«[28] Es bedeutet, dass es sich um eine direkte, personale Begegnung mit dem Auszubildenden/Einzuarbeitenden »handelt, eine Begegnung von Person zu Person. Es bedeutet, dass der »Anleiter/Einarbeitende er selbst ist (Hervorhebung im Original, d. Verf.) und sich nicht verleugnet.«[29]

Was bedeutet dieses für Rogers so wichtige Konstrukt nun genau in unserem Kontext? Wiederum sei dies anhand unseres Beispiels erklärt: Wie dargestellt, fühlt sich die neue Kollegin von einem Bewohner, Herrn Meier, abgelehnt. Die »echte«, »kongruente« Mitarbeiterin, die für den Einarbeitungsprozess verantwortlich ist, begegnet der Kollegin verstehend, akzeptierend, auch wenn sie möglicherweise deren Einschätzung nicht teilt. Sie erlebt Gefühle bei sich selbst. Vielleicht hat sie ja eine besonders gute Beziehung zu Herrn Meier. Vielleicht ärgert sie sich über eine vorschnelle Etikettierung Herrn Meiers als unangenehmer Bewohner.

Sie ist einfühlend, wertschätzend, aber auch echt und kongruent, wenn sie bspw. sagt: »Schade, dass Sie Herrn Meier so erlebt haben. Mir drängt sich der Eindruck auf, dass Sie ihn nun vorschnell als grundsätzlich unangenehmen Bewohner einschätzen. So sehr ich Ihr Empfinden verstehe, Ihr Erlebnis war sicher unangenehm, eine vorschnelle Etikettierung allerdings würde mich ärgern.«

Diese Echtheit bringt das Gespräch in die Richtung einer personalen Begegnung zweier Menschen; Menschen mit Gedanken und Gefühlen. Sie bringt in Bewegung, ermöglicht Klärungen auf beiden Seiten, ist Beziehung zwischen »ich« und »du«.

---

27 Ebd., S. 30
28 Ebd.
29 Ebd., S. 31

Fazit

Anleiter und Einarbeitende sollen Gefühle, die sie erleben, nicht vor sich selbst verleugnen. Sie sollen Gefühle, die in der Beziehung immer wieder auftauchen, akzeptieren und auch äußern. Sie sollen der Versuchung widerstehen, sich hinter einer professionellen Maske zu verbergen.*

* Rogers, 1983, S. 32

Echte Beziehung zwischen Einarbeitenden und Einzuarbeitenden, zwischen Auszubildenden und Anleitern, die sich durch Einlösen der drei Grundhaltungen ausdrückt, ist hoch anspruchsvoll. Sie bedeutet: »Ich signalisiere dir, dass ich für dich da bin, dass du sagen kannst, was dich bewegt; dass ich dir sagen kann, wie ich darüber denke, dass wir miteinander auf dem Weg sind und niemals fertig.«

2.1.2 Kommunikation: Worauf wir achten sollten

Können Sie sich noch erinnern? Sie waren ganz neu in der Tätigkeit als Pflegekraft. Sie kamen in ein Bewohnerzimmer oder besuchten ambulant eine Patientin in ihrer Wohnung. Sie begegneten dieser Frau. Sie hatten noch kein Wort miteinander gewechselt und trotzdem war Ihnen diese Frau ungeheuer sympathisch. Ihre Beziehung entwickelte sich außerordentlich gut.

Können Sie sich noch erinnern? Sie waren ganz neu in der Tätigkeit als Pflegekraft. Sie kamen in ein Bewohnerzimmer oder besuchten ambulant einen Patienten in seiner Wohnung. Sie begegneten diesem Mann. Sie hatten noch kein Wort miteinander gewechselt und trotzdem war Ihnen dieser Mann so unsympathisch, dass Sie am liebsten sofort wieder gegangen wären. Ihre Beziehung zu ihm wurde nie wirklich gut.

Was passiert zwischen Menschen, wenn sie sich begegnen? Wie können wir uns erklären, dass wir Menschen sympathisch oder unsympathisch finden, ohne je vorher mit ihnen näher in Kontakt getreten zu sein? Was bewirken wir mit unserer Kommunikation? Was drückt unser nicht-sprachliches Verhalten aus? Wie halten wir es mit der Nähe und Distanz?

Dieses Kapitel wird die Fragen beantworten und sie dabei auf die Ebene der Anleitungs- bzw. Einarbeitungsprozesse heben.

2.1.3 Schubladen-Denken: Wahrnehmung und Wahrnehmungsgewohnheiten

Übung

Schauen Sie sich die folgenden Bilder an:

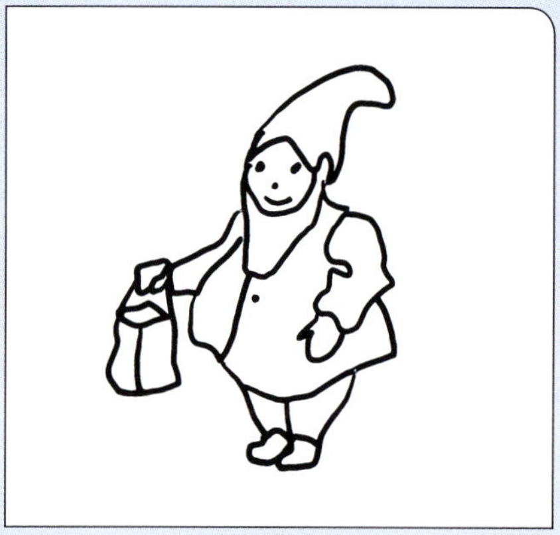

Abbildung 1: Der Zwerg.

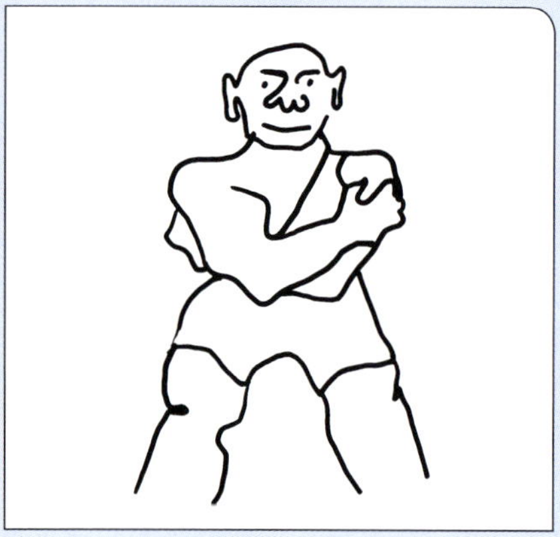

Abbildung 2: Der Riese.

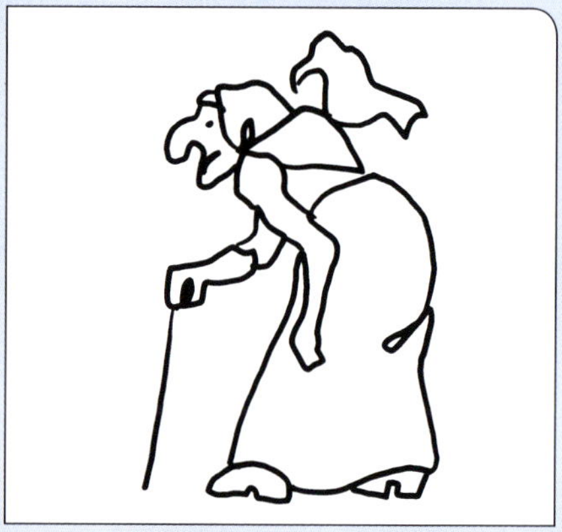

Abbildung 3: Die Hexe.

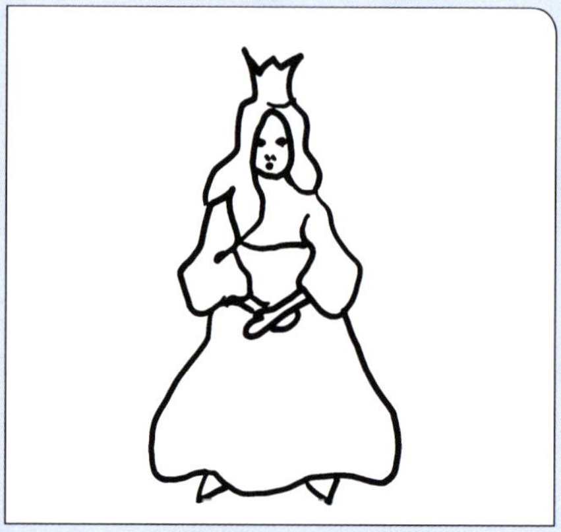

Abbildung 4: Die Prinzessin.

1. Welche Eigenschaften würden Sie – möglichst spontan – den abgebildeten Figuren zuschreiben?
2. Was fällt Ihnen zum ersten Bild ein? Vielleicht: giftig, kleinkariert, komplexbehaftet, putzig, niedlich, schützenswert ...?
3. Welche Eigenschaften kommen Ihnen beim zweiten Bild in den Sinn? Vielleicht: grobschlächtig, finster, dumm, aggressiv, armselig, bemitleidenswert ...?
4. Fallen Ihnen zu den vier Bildern Märchen(figuren) ein: vielleicht Schneewittchen und die sieben Zwerge, das tapfere Schneiderlein, die Prinzessin auf der Erbse oder Hänsel und Gretel?

Welche Assoziationen kommen Ihnen in diesem Zusammenhang?

2.1.3.1 Bilder im Kopf und wie sie wirken (können)

Die Bilder aus der Übung sind sogenannte Klischeebilder. Sie sollen verdeutlichen, dass wir alle Muster haben, mit denen wir die Welt konstruieren. Diese Wirklichkeits-Konstruktionen helfen uns. Wir brauchen sie, um uns in der Welt zurechtzufinden. Andererseits bergen sie eine Gefahr. Die Gefahr liegt im unreflektierten Schubladen-Denken, im Entwickeln von Klischees.

Beispiel

Als Anleiter in einer Pflegeeinrichtung treffen Sie zum ersten Mal mit einer neuen Auszubildenden zusammen. Diese Person erinnert Sie an das Prinzessinnenbild. Sie assoziieren Mimosenhafigkeit, Empfindlichkeit usw. Diese Vorgänge können durchaus (meist ist es so) unbewusst ablaufen. Ihr Bild im Kopf bestimmt Ihren Umgang mit der neuen Auszubildenden. Lassen Sie ihr eine Chance, so zu sein wie sie wirklich ist – oder handeln Sie nach Ihren Vor-Urteilen?

Das Schwierige daran ist: Klischees, Bilder im Kopf, wollen verteidigt sein. Schließlich helfen sie uns in unserer Orientierung. Warum sollten wir sie also in Frage stellen? Das könnte ja ein Angriff auf unser Selbstwertgefühl bedeuten.

Es besteht jedoch die Gefahr, dass sich ein Vor-Urteil bestätigt, dass wir durch unser Handeln dazu beitragen, dass unsere Vorwegnahme tatsächlich eintritt. Auch dies ist ein wissenschaftlich längst abgesichertes Phänomen, der sogenannte Rosenthal- oder Pygmalion-Effekt[30]: Lehrern wurde mitgeteilt, dass bestimmte Schüler besondere Leistungssteigerungen zeigen werden. Das sei durch einen Intelligenztest prognostizierbar. Obwohl keineswegs Tests durchgeführt worden waren und die Auswahl der Schüler zufällig war, konstruierten die Lehrer die vermeintliche Intelligenzstärke der beschriebenen Schüler als Realität. Sie handelten entsprechend, gaben sich mit ihnen besondere Mühe, und das Resultat: Die Leistungen der Schüler änderten sich deutlich.

Auch Paul Watzlawick[31] hat hierzu in seiner »Anleitung zum Unglücklichsein« Beispiele aufgezeigt, die einerseits zum Schmunzeln sind, uns andererseits auf die Spuren unseres diesbezüglichen Denkens und Handelns bringen können.

---

30 Vgl. Rosenthal, R. & Jacobson, L. (1971). Pygmalion im Unterricht. Weinheim: Beltz; Weidenmann, B. & Krapp, A. (Hrsg.) (1986). Pädagogische Psychologie. Ein Lehrbuch. München: Psychologie Verlags Union, S. 332 ff.

31 Watzlawick, P. (193). Anleitung zum Unglücklichsein. München: Piper

2.1.3.2 Sich bewusster werden ist das Ziel

Was können – was sollten wir also tun? Miller, Nunnally und Wackman[32] beschreiben im »Bewusstseinsrad« ein Modell, das hilfreich sein kann. Mit Hilfe dieses Bewusstseinsrades können wir uns unserer Konstruktionen bewusster werden; uns also erklären, was innerlich bei uns – in der Regel automatisiert – abläuft.

Das Bewusstseinsrad

1. Sinneswahrnehmung
2. Interpretation
3. Gefühle
4. Verhaltenstendenz
5. Tatsächliches Verhalten

Wir sehen, hören, riechen, schmecken, tasten etwas. Wir verbinden damit Gefühle und Interpretationen unsere Eindrücke. Daraufhin möchten wir gern etwas tun. Wir verhalten uns tatsächlich. Wenngleich diese Eindrücke und Abläufe hier wie eine Kette beschrieben sind, sollte man doch eher von einer Gleichzeitigkeit sprechen. Dieses Bewusstseinsrad kann als Reflexionshilfe gegen das eigene »Schubladen-Denken« dienen.

Übung

Überlegen Sie doch bei Ihrem nächsten Anleitungs- oder Einarbeitungsgespräch, was Sie wahrnehmen, wie Sie fühlen, auf Grund welcher Interpretationen und Beobachtungen Sie handeln.

Folgende Satzanfänge können Ihnen helfen:

- »Ich sehe an dir/an Ihnen ...«
- »Ich denke/vermute dabei ...«
- »Dabei fühle ich ...«
- »Ich würde jetzt gern/ich könnte mir jetzt vorstellen ...«.

Bestätigen sich Ihre Vermutungen über diese Person im weiteren Verlauf des Anleitungs-/Einarbeitungsprozesses?

---

[32] Miller, S.; Nunnally, E. W. & Wackmann, D. B. (1975). Alive and Aware. Minneapolis: Interpersonal Communication Programms Inc.

2.1.4 Menschliche Kommunikation: Verbal und nonverbal, Raumsprache und Distanzzonen

2.1.4.1 Eine Nachricht hat vier Seiten

Moritz, 17-jähriger Auszubildender in der Altenpflege, beginnt mit seinem ersten berufspraktischen Ausbildungsteil in der Pflegeeinrichtung. Er bespricht mit Ihnen die erste Woche seines berufspraktischen Unterrichts. Sie kommen auf eine Situation am gestrigen Tag mit Herrn Godefrey zu sprechen. Herr Godefrey war während des Waschens auf das äußere Erscheinungsbild von Moritz eingegangen. Ein Dialog hatte stattgefunden:
Herr G.: »Mensch, Moritz, Sie haben ja einen dollen Pferdeschwanz.«
Moritz: »Was soll das denn heißen? Ist doch meine Sache, wie ich meine Haare trage.«
Herr G.: … (Schweigen).

Leider haben wir bei diesem frei erfundenen Dialog allein die Worte. Den nonverbalen Teil (Tonfall, Gestik, Körperhaltung) können wir nur fantasieren.

Mit dem Kommunikationsmodell nach Friedemann Schulz von Thun können wir den Dialog unter eine kommunikationspsychologische Lupe legen. Wir betrachten die Sätze wie durch ein Vergrößerungsglas, mit etwas mehr Distanz.

Was wollte Herr Godefrey sagen?

Nach Schulz von Thun sind in jeder Nachricht vier Botschaften enthalten:
1. ein Sachaspekt (worum es geht, was los ist);
2. eine Selbstaussage (was ich über mich selbst aussage);
3. eine Beziehungsaussage (wie ich unsere Beziehung zueinander deute);
4. ein Appellteil (wozu ich dich veranlassen möchte).

Herr Godefrey könnte gemeint/gedacht haben: »Ich bemerke Ihren Pferdeschwanz.« (Sachaussage). »Ich finde das mutig, dass ein junger Mann seine Haare so trägt.« (Selbstaussage). »Ich wüsste gern, wie der Moritz dazu kommt.« (Selbstaussage). »Moritz, sagen Sie mir etwas darüber.« (Appell). »Sie, Moritz, sind mir schon so vertraut, dass ich mit Ihnen auch über solch' persönliche Sachen sprechen kann.« (Beziehungsaussage).

Was hat Moritz gehört/gedacht? »Er hat meinen Pferdeschwanz bemerkt.« (Sachaussage). »Der findet es komisch und mag das nicht, wenn Männer die Haare so tragen.« (Selbstaussage). »Der hält mich wohl für einen kleinen Jungen, dem er alles sagen kann.« (Beziehungsaussage). »Der will, dass ich meine Haare ändere.« (Appell).

Für den Empfänger von Nachrichten hat Schulz von Thun das Bild der vier Ohren entwickelt: Moritz hört – wie wir alle – mit vier Ohren. Aus dem anschließenden Schweigen im angedeuteten Dialog lässt sich schließen, dass seine subjektive Deutung der Aussage von Herrn Godefrey nicht der Realität (d. h. dessen Gedanken/Meinungen/Wünschen) entspricht. Keiner von beiden klärt die Situation, indem er mit dem anderen über dessen Reaktion spricht. Beide gehen schweigend und frustriert auseinander. Moritz nimmt das zum Anlass, es im Gespräch mit seiner Anleiterin zu thematisieren – zum Glück.

Im Anleitungsprozess bietet sich hier eine hervorragende Lernchance für Moritz. Wenn im Gespräch zwischen Auszubildendem und Anleiterin diese Szene unter der sogenannten kommunikationspsychologischen Lupe betrachtet wird, wird Moritz schnell darauf kommen, was eigentlich »passiert« ist. Er kann im Nachhinein mit Herrn Godefrey die Szene besprechen, um beiden das Unwohlsein zu nehmen.

Diese Grundaussagen gelten selbstverständlich gleichermaßen für Anleitungs- und Einarbeitungsgespräche. Auf welchem Ohr hören Sie? Auf Grund welcher Deutung reagieren Sie, was wiederum eine Gegenreaktion (welche?) hervorruft? Wann finden Sie den Mut zu wirklichen Klärungen (vgl. die Ausführungen zu Konflikt in einem späteren Kapitel)?

Reflexion

1. Liegen Sie auf der Beziehungslauer? D. h. konzentrieren Sie sich im Wesentlichen auf (negative) Beziehungsdeutungen?
2. Liegen Sie auf der Appelllauer? D. h. konzentrieren Sie sich im Wesentlichen auf (vermeintliche) Aussagen, mit denen Sie Ihr Gegenüber (vermeintlich) zu einer bestimmten Reaktion veranlassen will?
3. Liegen Sie auf der Selbstoffenbarungslauer? D. h. versuche Sie im Wesentlichen, Ihr Gegenüber zu analysieren mit der Frage: Was ist mit dem eigentlich los? Oder:
4. Sind Sie im Wesentlichen ein Sachtyp und kümmern sich kaum um die anderen Aspekte der Nachricht?

Wenn Sie bemerken, dass bei Ihnen ein Ohr bei uns besonders groß zu sein scheint, sollten Sie sich fragen, ob das so bleiben muss, oder ob nicht ein natürlicher Schrumpfungsprozess einsetzen sollte.

Fazit

Sich selbst bewusster zu werden ist das Ziel. Um wirklich Klärungen herbeizuführen, hilft am ehesten das »Miteinander reden«, wie es bereits der Buchtitel von Schulz von Thun zum Ausdruck bringt.

2.1.4.2 Ein Konzept verschiedener Ich-Zustände: Wen oder was spreche ich an?

Einfühlung, Akzeptanz und Kongruenz als Grundhaltungen für die Förderung einer guten Beziehung zwischen Anleitenden und neuen Mitarbeitern/Auszubildenden wurden bereits besprochen. Letztendlich ist ja Ziel, dass die neuen Mitarbeiter sich (persönlich) weiter entwickeln können und gut in ihre Aufgabe in der Einrichtung eingeführt werden.

Damit dies durch Gespräche gelingen kann, ist ein weiteres Konzept hilfreich. Die Transaktionsanalyse, entwickelt von Eric Berne, betont die Fähigkeit der Menschen zum Denken und zur Selbstentscheidung und Selbstveränderung. Als psychotherapeutische Richtung will sie Entwicklungs- und Veränderungsprozesse fördern.

Das transaktionsanalytische Modell stellt ein Konzept dar, das uns »die Augen öffnen kann für das, was sich zwischen zwei Leuten auf der Beziehungsebene abspielt.«[33] Es hilft bei der Analyse, was partnerschaftlicher Umgang miteinander ist bzw. zu klären, wie partnerschaftlich wir tatsächlich miteinander sind.

[33] Schulz von Thun, F. (1981). Miteinander reden: Störungen und Klärungen. Psychologie der zwischenmenschlichen Kommunikation. Reinbek: Rowohlt, S. 169

Ich-Zustände der Transaktionsanalyse (TA)

In der Transaktionsanalyse (TA) werden drei Ich-Zustände unterschieden: Eltern-Ich, Erwachsenen-Ich und Kindheits-Ich.

Kind-Ich: »Unser Kind-Ich enthält drei Aspekte: Mit unserem spontanen Kind-Ich (Hervorhebungen durch den Verfasser) gehen wir natürlich und unbefangen an die Dinge heran, ohne auf die Konsequenzen unseres Verhaltens zu achten. Unser angepasstes Kind-Ich ist gehorsam und folgsam. Unser trotziges Kind-Ich will sich nicht einordnen, rebelliert und widersetzt sich vorgegebenen Normen. Dieses trotzige Kind-Ich ist Ausdruck einer negativen Form von Anpassung.«*

Eltern-Ich: »In unserem Eltern-Ich verkörpern wir Werte, Normen, Gebote, Verbote und ›soziale Gefühle‹; es wird in dieser Verhaltensausprägung als kritisches Eltern-Ich bezeichnet.

Unser Eltern-Ich verkörpert aber auch Wohlwollen, Trost, Wärme und Unterstützung; in dieser Verhaltensausprägung wird es als helfendes Eltern-Ich bezeichnet. Ob wir aus dem helfenden oder kritischen Eltern-Ich reagieren, stets befinden wir uns dabei in einer Position der Stärke, der Macht und Überlegenheit. Dies mag erklären, warum dieser Ich-Zustand bei vielen Menschen so außerordentlich beliebt ist.«**

Erwachsenen-Ich: »Das Erwachsenen-Ich betont die Rationalität: Es ist kalkulierend, abwägend, nach den Erfordernissen der Realität und nicht nach unkontrollierten, sondern nach überprüften und integrierten Gefühlen entscheidend. Die wichtigste Aufgabe dieses Ich-Zustandes ist das Prüfen, im Sinne von:
- Was passiert, wenn ...?
- Wieweit stimmt diese Aussage ...?
- Welche Vor- bzw. Nachteile ergeben sich aus ...?

Es verkörpert die rationale Autonomie der Person.«***

* Weisbach, C.-R. (2013). Professionelle Gesprächsführung. 8. Aufl. München: DTV, S. 95
** aaO., S. 96 f.
*** aaO. S. 98

Anleiter sprechen mit den neuen Kollegen und Auszubildenden. Sie können dies aus ihrem Eltern-Ich-»Zustand« tun oder als Erwachsener. Möglicherweise agieren/reagieren sie immer wieder auch aus dem Kind-Ich. Sie richten ihre Aussagen an ihr Gegenüber. Auch hier können sie entweder das Eltern, Erwachsenen- oder Kind-Ich treffen.

Nehmen wir die Szene zwischen Moritz und Herrn Godefrey wieder auf. Die Anleiterin sagt nun zu Moritz: »Da hätten Sie ja mal nicht so pampig zu reagieren brauchen.«

Hier spricht sie aus dem kritischen Eltern-Ich zu Moritz.

Eine Reaktion: »Oh, was ist da wohl passiert?«, erfolgt aus dem Erwachsenen-Ich, während spontanes Lachen wohl am ehesten aus dem spontanen bzw. natürlichen Kind-Ich erwächst.

Fazit

»Alle drei Ich-Zustände sind wertvoll und gehören zur vollwertigen Erwachsenen-Persönlichkeit. Allerdings wird ein partnerschaftlicher Umgangsstil sein Schwergewicht auf dem Erwachsenen-Ich, dem natürlichen Kindheits-Ich und (nicht zu viel!) dem fürsorglichen Eltern-Ich haben.«*

* Schulz von Thun 1981, S. 172

Wie schon das Vier-Seiten-Modell zeigt, sind in einer Nachricht mehrere Botschaften enthalten. Mit Hilfe der Analyse von Transaktionen können verdeckte Beziehungsbotschaften identifiziert werden: Die Anleiterin richtet sich aus ihrem Erwachsenen-Ich heraus an das Erwachsenen-Ich von Moritz: »Oh, was ist da wohl passiert?« Vielleicht steckt zusätzlich eine verdeckte (weil nicht explizit ausgesprochene) Botschaft vom kritischen Eltern-Ich an das Kind-Ich von Moritz drin: »Hätten Sie sich mal nicht so pampig benommen.«

Auch hier gilt: Wenn Sie spüren, dass Ihre Deutung der Situation für das Gegenüber missverständlich sein kann und wenn Sie – sinnvollerweise – Störungen vermeiden wollen, gilt es, eine Klärung herbeizuführen, bevor die Kommunikation sich unter Umständen ins Negative aufschaukelt (etwa aus der Reaktion von Moritz aus dessen trotzigem Kind-Ich heraus) oder im Schweigen endet.

2.1.4.3 Unsere Körperhaltung drückt etwas aus und zeigt Wirkung

Wenn wir uns mit Kommunikation befassen, dürfen wir nicht beim gesprochenen Wort stehen bleiben. Wir kommunizieren auf vielen Kanälen. Ein weiterer wichtiger ist der der Körpersprache.

Körpersprachliches Verhalten ist vielfach untersucht. Ein Hauptwerk in diesem Bereich dürfte die Veröffentlichung von Michael Argyle »Bodily Communication« sein. Diesem Buch sind die folgenden Strichzeichnungen entnommen, in denen Haltungen bzw. emotionale Zustände durch Körperhaltungen zum Ausdruck kommen[34]:

---

[34] Argyle, M. (1975). Bodily Communication. London: Methuen, S. 273 ff.

Übung

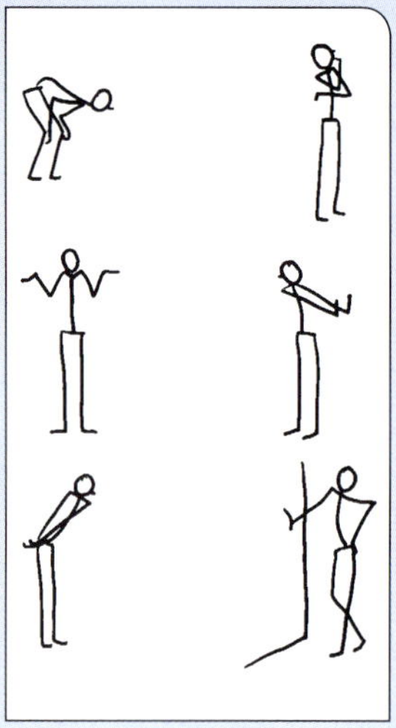

Serie 1

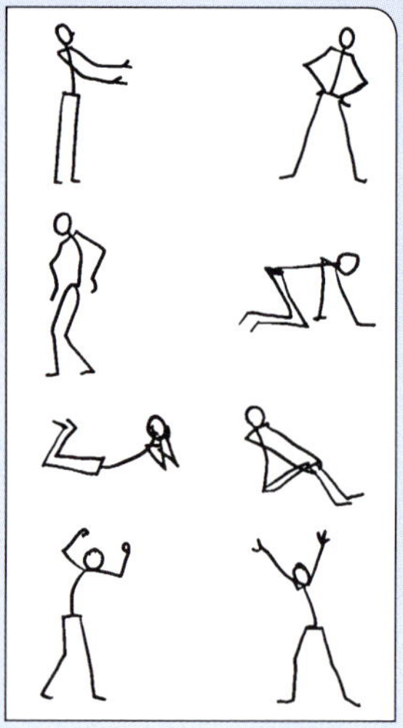

Serie 2

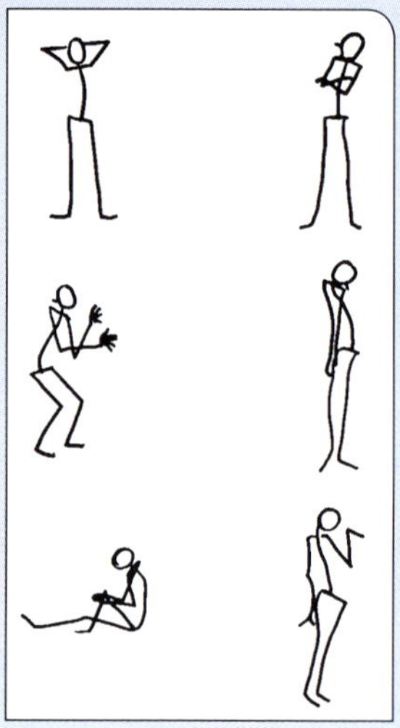

Serie 3

Lassen Sie die einzelnen Zeichnungen in Ruhe auf sich wirken:

- Welche innere Verfassung wird durch die Haltung ausgedrückt?
- Wie verhalten Sie sich – körpersprachlich – wenn Sie traurig, fröhlich, ängstlich, deprimiert, überschwänglich, aggressiv, müde, abwartend, gelangweilt, selbstzufrieden, erstaunt, ernst, nachdenklich, suchend, schauend, zurückweisend, misstrauisch etc. sind?

Wie können Sie auf den Körperausdruck im Anleitungs- und Einarbeitungsgeschehen reagieren? Zunächst sollten Sie sensibel sein, nicht allein auf Worte und Sprechmelodie achten, sondern auch versuchen, die Körpersprache zu deuten.

Übung

Jeweils zwei Partner (A und B) führen folgende Übung durch:

1. Zuerst nimmt Person A eine bestimmte Körperhaltung ein (z. B. stellt sich breitbeinig mit verschränkten Armen in den Raum).
2. Anschließend spiegelt Person B diese Haltung, d. h. sie stellt sich genauso hin.
3. Beide Personen schließen die Augen und spüren in sich hinein: Was bedeutet diese Körperhaltung? Was will ich damit zum Ausdruck bringen bzw. was bedeutet sie für mich?
4. Anschließend lösen A und B die Haltungen auf und tauschen sich über ihre Intentionen und Gefühle aus.

Ergänzend können Sie das Gegenteil stellen. B versucht dann eine Haltung zu finden, die dem Gegenteil der Positur von A entspricht. Ansonsten sind die Schritte die gleichen wie oben beschrieben.

Bei den Grundvariablen von Carl Rogers habe ich darauf hingewiesen, dass einfühlendes Verstehen wichtig ist. Einfühlung, so wie oben vorgeschlagen, geht über Worte – aber nicht allein. Einfühlen kann ich mich ebenso gut, indem ich die Körpersprache meines Gegenübers spiegele.

Probieren Sie dies doch einmal in einem Anleitungs- oder Einarbeitungsgespräch. Hier bieten sich insbesondere Situationen an, in denen Auszubildende oder neue Kollegen von belastenden Erfahrungen erzählen möchten, dabei vielleicht sehr ausufernd ins Reden kommen, noch im Prozess eigener Selbstklärungen sind.

Einfühlung, Kontaktaufbau, pacing (ein Begriff aus dem Neurolinguistischen Programmieren, NLP[35]) ist u. a. mittels Spiegelung der Körperhaltung möglich. Indem Sie eine ähnliche bzw. die gleiche Körperhaltung wie Ihr Gegenüber einnehmen, spürt dieser, dass Sie sich auf ihn einstellen, ganz bei ihm sein möchten. Im Übrigen können Sie in sich selbst hineinspüren und sich fragen, was es für Sie bedeutet, diese Körperhaltung anzunehmen (vgl. die obige Übung).

Sie werden sicherlich die Erfahrung machen, dass Sie auf diese Weise leichter ins Gespräch kommen. Insbesondere dann, wenn es für Auszubildende/Einzuarbeitende gerade schwierig ist (vgl. Kapitel über besonders belastende Situationen).

---

[35] Birker, G. & K. (2000). Was ist NLP? Grundlagen und Begriffe des Neuro-Linguistischen Programmierens. 3. Aufl. Reinbek: Rowohlt, S. 77 ff.; Krusche, H. (2000): Der Frosch auf der Butter. NLP – Die Grundlagen des Neuro-Linguistischen Programmierens. 3. Aufl. München: Econ, S. 103 ff.

Überprüfen Sie im Anleitungs-/Einarbeitungsgespräch immer wieder Ihre Sitzposition und Ihre Körperhaltung. Fragen Sie sich, was Sie ausdrücken wollen und was Sie wohl zurzeit nach außen hin signalisieren. Das gilt auch für Tätigkeiten, denen Sie nachgehen. Es leuchtet sicher ein, dass es für einen innerlich aufgewühlten Auszubildenden frustrierend ist, wenn er ins Stationszimmer zur Anleiterin kommt, die ihn – selbst noch in der Pflegedokumentation schreibend – auffordert, doch schon mit seinem Bericht zu beginnen.

Fazit

Im Einarbeitungs- und Anleitungsgeschehen ist es wichtig, Kontakt herzustellen. Wenn Kontakt/Beziehung besteht, fällt das Reden, auch über unangenehme Themen, leichter.

Vielleicht erleben auch Sie es so: Wenn Sie guten Kontakt haben, kommen Sie schneller ins Thema, erzählen Sie mehr Einzelheiten, ist wirklicher Dialog möglich, fühlen Sie sich wohl etc.

Im Übrigen gilt: »Je mehr Sympathie wir einem Gesprächspartner entgegenbringen, je mehr wir mit ihm übereinstimmen, desto eher nehmen wir auch eine Haltung ein, die mit der unseres Partners übereinstimmt. Übereinstimmung der Gedanken, Übereinstimmung der Ansichten und Meinungen führt in sehr vielen Fällen zu einer Übereinstimmung des körpersprachlichen Ausdrucks. Wir passen uns unserem Gesprächspartner an.«*

* Rückle, H. (1979). Körpersprache für Manager und für jeden, der führt, motiviert und verkauft. München: Verlag Moderne Industrie, S. 372

Sind wir so weit fortgeschritten, können wir unseren Kontaktaufbau zum Gegenüber noch akzentuierter gestalten. Das NLP beschreibt auch die Repräsentations-(REP-) Systeme[36]. Für uns steht hier das gesprochene Wort im Mittelpunkt.

Achten Sie im nächsten Einarbeitungsgespräch einmal bewusst auf Ihre eigene und auf die Wortwahl Ihres Gegenübers. Kommen in Ihren Beschreibungen oder denen Ihres Anzuleitenden vielleicht häufiger Worte wie »sehen«, »leuchten«, »tönen«, »hören«, »fühlen «, »berühren«, »riechen«, »duften« vor? Wir unterscheiden ein

- visuelles,
- auditives,
- olfaktorisches,
- gustatives und
- kinästhetisches

Repräsentationssystem.

---

36 Vgl. Birker 2000; Krusche 2000

Wir repräsentieren unsere Erfahrungen also in Bildern und in Geräuschen (Tönen/Wörtern), in Gerüchen, in Geschmack und in Gefühlen. König & Volmer merken hier an, dass eine »positive Beziehung herstellen, … bedeutet Angleichung des Repräsentationssystems: zu versuchen, das Repräsentationssystem des Gesprächspartners zu erkennen und sich (soweit als möglich) ihm anzugleichen.«[37]

2.1.4.4 Auch wenn wir nichts sagen, sprechen wir

Schon bei der Körpersprache wurde deutlich, dass Kommunikation nicht allein sprachliches Agieren ist. Hier nähern wir uns einem weiteren Aspekt.

Eine Szene in einem Pflegeheim: Die 16-jährige Auszubildende Katrin kommt gerade von Frau Minsel. Sie setzt sich zu einer Kollegin ins Stationszimmer und fängt an zu weinen.

Im Rückgriff auf das Vier-Seiten-Konzept lassen sich hier drei Botschaften einer nonverbalen Nachricht identifizieren. Möglicherweise sendet Katrin

- als Selbstoffenbarungsbotschaft: »Ich bin traurig, mir geht es sehr schlecht, ich bin deprimiert«;
- als Appellbotschaft: »Hilf mir, damit es mir wieder besser geht«;
- als Beziehungsbotschaft: »Hier ist ein Ort, an dem ich weinen kann. Du bist jemand, der meine Tränen ruhig sehen darf«.

Wieder ist sensibles Hören mit den vier Ohren erforderlich, um situationsangemessen in Beziehung zu treten.

2.1.4.5 Nähe und Distanz aus physischer und psychischer Sicht

In den folgenden Aspekten bewegen wir uns aus dem Zweiersystem von Anleiter/Einarbeiter und Auszubildender/neuer Kollege heraus. Im Beispiel tritt die Beziehung zwischen neuem Mitarbeiter und Bewohnern in den Mittelpunkt. Es ist wichtig, Modelle zu Distanz und Nähe zu kennen, um sinnvolle und zweckmäßige Einarbeitungsleitfäden erstellen zu können.

Direkte (Alten-)pflege spielt sich in enger Nähe ab. Pflegehandlungen werden an den Menschen vorgenommen, wenn sie nicht mehr von den zu Pflegenden selbst – wenn auch unter Anleitung – wahrgenommen werden können. Pflege ist körpernahes Geschehen.

Leben im Lebensort (Pflege-)Heim bedeutet engste Nähe bei gleichzeitiger Notwendigkeit für die Pflegebedürftigen, sich zurückziehen zu können bzw., wenn sie dies nicht mehr selbst können, dabei Hilfestellung zu erfahren.

---

[37] König, E. & Volmer, G. (1996). Systemische Organisationsberatung. 4. überarb. Aufl. Weinheim: Beltz, S. 65; König, E. & Volmer, G. (2008). Handbuch Systemische Organisationsberatung. Weinheim: Beltz, S. 89 f.

Bevor wir uns dieser Thematik nähern, auch hier zunächst eine Übung. Sie können diese Übung real durchführen, vielleicht mit Freunden, Bekannten, oder als Imaginationsübung. Ich nutze sie in Seminaren mit Teilnehmern, die sich in der Regel nicht gut kennen.

Übung

Sie bilden ein Paar (bzw. Sie stellen sich dies vor). Eine Person (Person A) steht mit dem Rücken an der Wand. Die andere (Person B) steht im Abstand von etwa fünf Metern Entfernung zu A, mit dem Gesicht ihr zugewandt

B geht nun solange in Trippelschritten auf A zu, bis A »STOPP« sagt (bzw. solange, wie sie in der Imaginationsübung »STOPP« denken).

- Wie nah darf Person B Person A kommen?
- Welche Empfindungen haben beide?
- Ab wann wird es Ihnen zu nah und damit unangenehm?
- Fantasieren Sie verschiedene B-Personen: Wie weit lassen Sie wen an sich heran?

Übertragen Sie die Erkenntnisse dieser kleinen Übung auf Ihr Arbeitsfeld Pflege bzw. auf das Arbeitsgebiet Anleitung und Einarbeitung. Wie nah kommen Pflegekräfte und Auszubildende, die neu in Ihre Einrichtung kommen, den Pflegebedürftigen? Wann kommen sie ihnen wie nah? Wie wird die – notwendig werdende – Nähe vorbereitet, sodass alle Beteiligten damit gut umgehen können? Überlegen Sie, ob Sie hier Unterschiede entdecken in den verschiedenen Einrichtungstypen: Heim, Sozialstation, Betreutes Wohnen, Kurzzeitpflege, Tagespflege, Begegnungsstätte.

Als Hilfestellung für diesen Konzeptteil möchte ich auf eine Studie von Salewski hinweisen. Sie hat räumliche Distanzen in Interaktionen untersucht. Salewski bezieht sich auf das weit verbreitete anthropologische Modell E.T. Halls, der den Begriff der Proxemik (zu Deutsch etwa: »Raumsprache«) prägte. Hall seinerseits entwickelte sein Modell, nachdem er das Distanzverhalten bei Tieren studierte hatte.

Für uns Menschen sieht Hall vier prinzipielle Kategorien von Beziehungen, die für unser Distanz- und Näheverhalten von ausschlaggebender Bedeutung sind: intime, persönliche, soziale und öffentliche Beziehungen. Wie Salewski schreibt, sind »mit jeder Beziehungskategorie (…) spezifische Aktivitäten und Räume verbunden. Dies ist die Grundlage von Halls Modell der vier Distanzzonen beim Menschen.«[38]

[38] Salewski, C. (1993). Räumliche Distanzen in Interaktionen. Münster: Waxmann, S. 43

Die einzelnen Zonen:

»Intime Distanz

- **Nahe Phase** (0 cm): Distanz der körperlichen Liebe oder des Kämpfens; …; wenn ein Nahblick möglich ist, dann ergibt sich ein stark vergrößertes Bild bei gleichzeitig schielendem Zug der Augenmuskulatur;
- **weite Phase** (15 – 45 cm): Kein direkter Körperkontakt, aber die Hände können die Extremitäten erreichen, … Der Kopf wird vergrößert und das Gesicht in allen Einzelheiten gesehen; … Körperwärme und Atemgeruch der anderen Person können wahrgenommen werden.

Persönliche Distanz

- **Nahe Phase** (45–75 cm): Der andere kann gehalten oder angefasst werden; keine visuelle Verzerrung der Gesichtszüge mehr; die obere und untere Gesichtshälfte werden zwar nur getrennt, aber mit zunehmender Schärfe gesehen.
- **Weite Phase** (75–120 cm): Bei gleichzeitigem Ausstrecken der Arme berühren sich die Finger; die Kopfgröße wird normal wahrgenommen; Einzelheiten der Gesichtszüge werden klar erkannt; Körperwärme ist nicht mehr wahrnehmbar; Atemgeruch nur noch manchmal spürbar; …

Soziale Distanz

- **Nahe Phase** (120–220 cm): Distanz der Abwicklung unpersönlicher Geschäfte, der gemeinsamen Arbeit und der Teilnahme an lockeren gesellschaftlichen Zusammenkünften; ein immer größerer Teil der Person wird klar und mit Einzelheiten wahrgenommen.
- **Weite Phase** (220–360 cm): Feine Details des Gesichts werden nicht mehr wahrgenommen; Geruch ist nicht mehr spürbar; die Aufnahme von visuellem Kontakt bei Gesprächen wird notwendig; …; formelle Distanz, bei der bereits Isolierung und Abschirmung möglich sind.

Öffentliche Distanz

- **Nahe Phase** (360–750 cm): Details des Gesichts werden nicht mehr gesehen; Körper wirkt nicht mehr dreidimensional, sondern flach, die Körpergröße erscheint unter Lebensgröße; …; Distanz ermöglicht die Durchführung von Ausweich- und Verteidigungsmanövern bei Bedrohung, …
- **Weite Phase** (750 cm +): Der ganze Mensch wird klein gesehen und in einem Rahmen wahrgenommen; …; Distanz der öffentlichen Auftritte.«[39]

Natürlich handelt es sich bei Hall um ein Modell und bekanntlich dienen Modelle dazu, die Welt, in der wir leben, für uns verstehbar und handhabbar zu machen.

---

[39] Ebd., S. 46 f.

Modelle sind mehr oder weniger brauchbar, aber nicht im Sinne von richtig oder falsch zu verwenden.

Wichtig ist zudem, dass, wie Salewski später ausführt, Distanzverhalten letztlich ein interpersonales Phänomen ist. So fand Salewski beispielsweise heraus, dass sich lächelnde Personen (im nonverbalen Kommunikationskanal Mimik) anderen Personen enger nähern dürfen als nicht-lächelnde.

Die aufgeführten Zentimeter-Angaben beziehen sich auf weiße Amerikaner der sogenannten Mittelklasse. Inwieweit sie auf Deutsche übertragbar sind, sei dahingestellt.

Nichtsdestotrotz erscheinen mir diese Ansätze beachtenswert. Wird in den Einrichtungen nicht immer wieder viel zu früh und ohne Abstimmung mit den Betroffenen (zu Pflegenden und Auszubildenden/Einzuarbeitenden) in die Intimsphäre eingedrungen und werden nicht Distanzzonen verletzt? (Vgl. Kapitel 1).

Ein Nähe-Distanz-Modell hat, wenn es ernst genommen wird, erhebliche Auswirkungen auf die Gestaltung der ersten Tage im Anleitungs-/Einarbeitungsprozess (s. u.).

2.2 Lernprozesse sinnvoll planen

Wichtige Grundlagen für Anleitungs- und Einarbeitungskonzepte bieten Erkenntnisse aus der Lerntheorie. Lernerfolg zu gewährleisten erfordert gute Planung. Darum soll es im folgenden Kapitel gehen.

2.2.1 Lernprozesse brauchen Ziele: Wo und wie werden sie definiert?

Wenn wir Lernen gleichsetzen mit »Lernstoff aufnehmen und aktiv verarbeiten«[40], so muss zunächst der Lernstoff definiert und mit Zielen versehen sein. In Bezug auf unsere Thematik sind die Zielsetzungen für Auszubildende von denen für die Einzuarbeitenden zu unterscheiden.

Für die neuen Kollegen gilt in der Regel, dass die Lernziele bzw. die Ziele der Einarbeitung von der Einrichtung vorgegeben werden. Die Ausbildungsziele werden von den Ausbildungsstätten definiert. Wenn aber die Verantwortung für den praktischen Teil der Ausbildung bei den Fachseminaren liegt (Praxisphasen sind sogenannte »prak-

[40] Lehner, M.; Ziep, K.-D. (1997). Phantastische Lernwelt. Vom Wissensvermittler zum Lernhelfer. 2. überarb. Weinheim: Beltz, S. 19

tische Ausbildungsteile«), so sollten die Ziele der Fachseminare mit den Zielen bzw. Möglichkeiten der Ausbildungsstelle (Einsatzort) abgestimmt sein. Dies ist immer wieder die »Crux« der Ausbildung.

Häufig – so meine Erfahrung in der Bildungsarbeit – erleben die Einrichtungen, dass in den Ausbildungsstätten zu hohe, vielleicht besser: zu »ideale« Ziele gesteckt werden, die in der Praxis angesichts der gegenwärtigen wirtschaftlichen Situation nicht zu erreichen sind. Dann wirft die Einrichtung dem Fachseminar Realitätsverkennung vor. Die Ausbildungsstätten ihrerseits halten den Einrichtungen den Spiegel mangelnder Professionalität vor. Hier ist ein Dialog im Vorfeld unabdingbar. Er hilft, eine gemeinsame Linie für die praktischen Ausbildungsphasen zu definieren und hält die Auszubildenden aus einem unnötigen Streit heraus.

Vermutlich fragen Sie sich: Und was ist mit den Auszubildenden, was mit den neu einzuarbeitenden Mitarbeitern? Sind die an keiner Stelle beteiligt? Was macht das wohl mit deren Motivation? Diese Fragestellungen bringen uns zu einem entscheidenden abschließenden Punkt: Wenn Ziele wirklich motivieren sollen, müssen sie von der Person, die sie erreichen soll, akzeptiert, gewollt sein. Sie müssen attraktiv sein. Die Anstrengung, die mit der Zielerreichung einhergeht, muss sich »lohnen«.

Gute Ziele setzen

»Gute«, motivierende Ziele sollen:

- positiv formuliert sein, keine Negationen enthalten (»... soll sein Pflege-Handeln ethisch begründen können«);
- möglichst konkret sein (»... soll bis zur Mitte des Ausbildungsabschnitts bei drei Pflegeplanungen mitgewirkt haben.« »... soll bis zum Ende des Ausbildungsabschnitts mindestens bei einem Einzug eines neuen Bewohners/einer neuen Bewohnerin nach dem Standard der Einrichtung mitgearbeitet haben.«);
- erreichbar sein;
- messbar und damit kontrollierbar sein (»... bis zum ... soll Frau X an drei Sitzungen des Pflege-Qualitätszirkels teilgenommen haben«);
- nach Möglichkeit miteinander entwickelt werden.

Einsichtig ist, dass der letzte Hinweis nicht immer einzulösen ist. Ausbildungsordnungen geben – notwendigerweise – Lernziele vor. Diese Ziele sollten jedoch gemeinsam reflektiert werden, sodass sie Konsens werden und damit Motivationskraft gewinnen. Im Übrigen bietet sich im Anleitungs-/Einarbeitungsgeschehen die Chance, die Ziele, die nicht unmittelbar fachlich-orientiert sind, sondern eher den persönlichen Bereich berühren, tatsächlich miteinander auszuhandeln.

Hier bietet sich die SMART-Formel an. Danach sollen Ziele:
S – spezifisch passend, selbst initiierbar
M – messbar
A – attraktiv, anspruchsvoll
R – realistisch, mit Randbedingungen versehen
T – terminiert
formuliert sein[41]

Vorgegebene Ziele sind meist recht grob formuliert, sodass sich in der konkreten Einarbeitungs-/Anleitungssituation die Chance bzw. Notwendigkeit ergibt, sie auf die neue Situation »herunterzubrechen« und ihnen damit eigene Motivationskraft zu geben.

Auch dazu ist »SMART« gut geeignet.

2.2.2 Lernprozesse arrangieren: Über die Ansprache der Sinne bis zum Lernen in Stufen

Die Lerntheorie hat eine Reihe von Modellen dafür entwickelt, wie Lernen »funktioniert«. So meint **Nachahmungslernen**, dass wir Neues lernen, indem wir das Handeln anderer Menschen zu kopieren versuchen.

Beim **Verstärkungslernen** lernen wir Neues, indem ein von uns gezeigtes erwünschtes Verhalten belohnt, unser nicht gewolltes Handeln bestraft wird.

Kognitiv lernen wir, indem uns ein bestimmtes Verhalten einsichtig erscheint und wir es deshalb ausprobieren wollen.

Untersuchungen haben wiederholt gezeigt, dass während des Lernens verschiedene Lernkanäle angesprochen werden sollten, um die Erinnerungskraft zu erhöhen. Zu unterscheiden sind der **auditive**, der **visuelle** und der **haptische Kanal**. Wir lernen also am besten, wenn wir hören, wenn uns etwas gezeigt wird und/oder wenn wir etwas selbst anfassen bzw. ausprobieren können. Tabelle 3 zeigt die Ergebnisse einer Untersuchung bei IBM.

---

41 Vgl. Lummer 2013; Lummer 2014

Tabelle 3: Ergebnisse einer Untersuchung bei IBM[42]

	Gesagt	Gesagt und gezeigt	Gesagt, gezeigt und selbst ausgeführt
Wiedergabe nach drei Wochen	70 %	72 %	85 %
Wiedergabe nach drei Monaten	10 %	32 %	65 %

Ergänzend sei kurz auf das Modell des **ganzheitlichen Lernens** eingegangen. Wie Lehner & Ziep ausdrücken, wird hier das gesamte Lernpotenzial des Menschen angesprochen, wenn sie schreiben:

- »Ein ganzheitlicher Lernprozess sollte nach unserer Auffassung vor allem durch die folgenden Merkmale gekennzeichnet sein:
  - Multisensorische Darbietung von Informationen (d. h. Ansprechen möglichst vieler Sinne);
  - Einordnung von Detail-Informationen in Strukturen und Herstellung von Zusammenhängen;
  - Mischung aus geistiger Angeregtheit und entspannter Lernatmosphäre;
  - Gegenseitige Ergänzung von Kognitionen und Emotionen.«[43]

Alle beschriebenen Modelle sind brauchbar und somit auch in Lernprozesse des Einarbeitungs- und Anleitungsgeschehens einzubauen.

Hinweis

Es ist sinnvoll, Lernprozesse über das bisher Gesagte hinaus in Stufen zu arrangieren:

1. Hospitation (im Sinne von Dabeisein, Abgucken, Miterleben)
2. Assistenz (im Sinne von Mitarbeit an der Seite des Fachmanns)
3. Selbstständige Übernahme von Teilaufgaben
4. Ausführung von Aufgaben mit Spielraum zum Experimentieren
5. Teilhabe an der Gesamtverantwortung

Innerhalb dieser Stufen können die auditiven, visuellen und haptischen Aspekte in unterschiedlicher Akzentuierung eingebaut werden.

---

[42] Vgl. Whitmore, J. (1998). Coaching für die Praxis. 2. Aufl. München: Heyne, S. 26

[43] Lehner & Ziep 1997, S. 139

2.2.3 Lernprozesse kontrollieren und bewerten: Welche Kriterien sind sinnvoll?

Wohl formulierte (SMARTe) Lernziele enthalten Formulierungen, an denen ihr Erreichen festgemacht wird. Damit ist die grundsätzliche Kontrollmöglichkeit gegeben. Wie steht es aber mit einer weitergehenden Bewertung, einer Beurteilung darüber, wie gut bzw. wie schlecht das Ergebnis anzusehen ist? Was ist der Maßstab? Wer definiert überhaupt den Maßstab im Zusammenhang von Einarbeitung und Anleitung und wie wird er definiert?

Im Anleitungskontext sieht das Bundesaltenpflegegesetz eine Leistungsbewertung im Rahmen eines Jahreszeugnisses vor. Hier wird – gesetzlich vorgeschrieben – mit einer Notenskala von 1 bis 6 gearbeitet. Darüber hinaus sollte zum Abschluss eines jeden praktischen Ausbildungsabschnitts eine differenzierte Beurteilung durchgeführt werden, damit der Auszubildende weiß, wo er steht.[44] Hier haben sich in der Vergangenheit über die Notenskalen hinaus Verfahren bewährt, die sich um eine differenziertere Sicht- und Ausdrucksweise bemühen, um den weiteren Lernprozess zu stützen. Sie sollten sinnvollerweise – mindestens ergänzend – zur »einfachen« Noten-skalierten Bewertung eingesetzt werden.

Neben Maßstäben, die die Notenskala 1 bis 6 umfassen, sind auch andere Muster zu finden, die sich um eine differenziertere Sicht- und Ausdrucksweise bemühen, um den weiteren Lernprozess zu stützen.

Neben der voll ausformulierten und damit sehr aufwändigen Beurteilungsform (Verhaltensspiegel) schlagen Kammermeier & Gürtler[45] ein Modell vor, das in Anlehnung an die gebräuchliche Kategorisierung der Stufen der Pflegequalität (Pflegequalitätsskala[46]) entwickelt wurde.

Dieses Modell ist ein Kompromiss zwischen sehr ausdifferenzierter Beurteilung (zu der häufig die Zeit fehlt) und zu plakativer Benotung.
Beurteilt werden pro Einsatz vier Beobachtungsbereiche:

1. Planung und Vorbereitung der Pflege
2. Durchführung der Pflege
3. Nachbereitung der Pflege
4. Sozial- und Lernverhalten

---

44 Vgl. Neubert, G. (2002). Praktische Ausbildung in der Altenpflege. Checklisten für Auszubildende und Praxisanleiter. Stuttgart: Kohlhammer; Henke, F. (2003). Ausbildungsplan und Nachweisheft für die praktische Altenpflegeausbildung. Gemäß dem bundeseinheitlichen Altenpflegegesetz. Stuttgart: Kohlhammer

45 Vgl. Kammermeier, M.; Gürtler, K. (1996). Das Herzstück der Ausbildung. Der Praxisanleitung fällt eine entscheidende Rolle in der Altenpflegeausbildung zu. In: Altenpflege 4/96, 267–269, Hannover: Vincentz

46 Huhn, S. (1994). Pflegequalität. In: Kämmer, K. (1994). Pflegemanagement in Altenheimen. Hannover: Schlütersche, S. 134 f.

Kammermeier & Gürtler beschreiben die Einschätzungsskala folgendermaßen:
Die/der Auszubildende

- zeigt erhebliche Unsicherheiten bei wiederkehrenden Tätigkeiten und braucht dabei ständige Unterstützung;
- erfasst Zusammenhänge im Sinne ganzheitlicher Pflege nicht;
- zeigt keine Lernmotivation, braucht ständige Anregung;
- handelt unreflektiert;
- im Sinne gefährdender (bei Huhn »gefährlicher«) Pflege;
- zeigt gelegentlich Unsicherheit bei wiederkehrenden Tätigkeiten und braucht dabei gelegentliche Unterstützung;
- erfasst Zusammenhänge im Sinne ganzheitlicher Pflege nach Hinweis;
- zeigt gewisse Lernmotivation, braucht gelegentlich Anregung;
- handelt schematisch im Sinne sicherer, funktionaler (bei Huhn »Routinepflege«) Pflege;
- bewältigt wiederkehrende Arbeitsabläufe selbstständig und zeigt dabei keine Unsicherheiten;
- erfasst häufig Zusammenhänge im Sinne ganzheitlicher Pflege ohne Hinweis;
- zeigt ansprechende Lernmotivation, stellt von sich aus Fragen;
- handelt situationsgerecht und fördernd im Sinne angemessener Pflege;
- zeigt Kreativität bei neuen Aufgaben und entwickelt selbstständig Pflegeperspektiven über regelmäßige Arbeitsabläufe hinaus;
- stellt selbstständig Zusammenhänge im Sinne ganzheitlicher Pflege her;
- zeigt intensive Lernmotivation, ist fähig zur Selbstreflexion;
- handelt einfühlend und aufgeschlossen im Sinne optimaler Beziehungspflege (bei Huhn »optimale Pflege«).«[47]

Wichtig: Jedem Beurteilen liegen regelmäßige Beobachtungen und Zwischengespräche zu Grunde. Die Beurteilung wird gemeinsam besprochen und erstellt. Im Beurteilungsbogen sind zudem Zeilen vorgesehen für einen Text »Bemerkungen des/der Anleiters/in« und für eine »Selbsteinschätzung des/der Schülerin.« Hilfreich sind hier auch die 4 B's der Beurteilung, wie Quernheim sie beschreibt. Sie betonen den Prozesscharakter der Bewertung. Quernheim unterscheidet klar zwischen:

1. Beobachten
2. Beschreiben
3. Bewerten
4. Besprechen[48]

[47] Kammermeier & Gürtler 1996, S. 268

[48] Quernheim, G. (2004). Spielend anleiten und beraten. Hilfen zur praktischen Pflegeausbildung. 2. Aufl. München: Urban & Fischer, S. 192 ff-

Die Beurteilungspraxis reflektieren

Letztendlich kann sich niemand von einer subjektiven Sichtweise frei machen. Das Risiko einer Fehlbeurteilung lässt sich jedoch recht klein halten, wenn Anleiter folgende Punkte beachten, d. h. auch ihre Beurteilungspraxis reflektieren:

- Konzentriere ich mich in meinem Beurteilungshandeln auf das gezeigte Verhalten des Auszubildenden und die dahinter liegenden, besprochenen Einstellungen und Werthaltungen – oder steuern Sympathie und Antipathie mein Beurteilungsverhalten?
- Liegen meinem Beurteilungshandeln eigene – negative – Beurteilungserlebnisse zu Grunde? Welche Erlebnisse waren dies? Warum beeinflussen sie mich noch heute?
- Wie stehe ich Beurteilungen grundsätzlich gegenüber? Sind sie lästige Pflicht?
- Neige ich dazu, zu positiv zu beurteilen, um einem mir vielleicht unangenehmen Konfliktgespräch aus dem Wege zu gehen (vgl. Kapitel 2.3)?
- Was habe ich aus früheren Beurteilungsgesprächen während meiner eigenen Berufsentwicklung, auch wenn sie mal negativ ausfielen, letztlich Positives gelernt?

Eine so oder ähnlich gestaltete, regelmäßige, d. h. nach jedem praktischen Ausbildungsabschnitt durchgeführte Bewertungsphase, schützt auch vor eventuellen Überraschungen im Jahreszeugnis, für das die praktische Note zwischen Ausbildungseinrichtung und Fachseminar (vgl. § 3 AltPflAPrV) im Einvernehmen festgelegt wird.

2.2.4 Lernprozesse auf beiden Seiten: Feedback geben und empfangen

Auszubildende müssen beurteilt werden. So sieht es die Ausbildungs- und Prüfungsverordnung vor. Einzuarbeitende möchten wissen, woran sie sind.

Wie steht es mit Ihnen? Möchten auch Sie als Anleiter wissen, wie Sie von den Personen, die Sie anleiten bzw. einarbeiten, gesehen werden? Wünschen Sie sich Feedback?

Das richtig gegebene Feedback ist eine gute Möglichkeit, selbst dazuzulernen. Wenn wir lange Zeit im beruflichen Alltag stehen, ist Rückmeldung zu unserem Handeln eine Anregungsquelle, entweder zur Beibehaltung oder zur Kurskorrektur. Wie oft haben wir die Chance zu erfahren, wie wir auf andere wirken?

Wenn wir anderen Feedback geben und uns selbst Feedback wünschen, müssen wir Regeln beachten, die das Annehmen erleichtern. Vor allem gilt: Die Rückmeldung ist das subjektive Empfinden unseres Gegenübers, nicht die objektive Wahrheit. Dennoch fällt es uns leichter etwas anzunehmen, wenn es in wohlwollender Weise und nicht destruktiv-verletzend geschieht. Schwäbisch & Siems formulierten 13 hilfreiche Feedback-Regeln[49]:

1. »Gib Feedback, wenn der andere es auch hören kann. …
2. Feedback soll so ausführlich und konkret wie möglich sein. …
3. Teilen Sie Ihre Wahrnehmungen als Wahrnehmungen, Ihre Vermutungen als Vermutungen und Ihre Gefühle als Ihre Gefühle mit. …
4. Feedback soll den anderen nicht analysieren. …
5. Feedback soll auch gerade positive Gefühle und Wahrnehmungen umfassen. …
6. Feedback soll umkehrbar sein. …
7. Feedback soll die Informationskapazität des anderen berücksichtigen. …
8. Feedback sollte sich auf begrenztes konkretes Verhalten beziehen. …
9. Feedback sollte möglichst unmittelbar erfolgen. …
10. Die Aufnahme von Feedback ist dann am günstigsten, wenn der Partner es sich wünscht. …
11. Sie sollten Feedback nur annehmen, wenn Sie dazu auch in der Lage sind. …
12. Wenn Sie Feedback annehmen – hören Sie zunächst nur ruhig zu. …
13. Feedback-Geben bedeutet, Informationen zu geben, und nicht, den anderen zu verändern. …«

Wird Feedback so eingesetzt, wird es auch Ihnen helfen, sich und Ihre Umwelt realistisch(er) wahrzunehmen. Ohne Feedback ist soziales Lernen nicht möglich.

Anregung

Sprechen Sie mit Auszubildenden und neuen Kollegen darüber, dass auch Ihnen Feedback wichtig ist. Vereinbaren Sie Feedback-Regeln. So können Sie die Gefahr der gegenseitigen Verletzungen minimieren.

Der Feedback-Geber hält sich an 3 x K und der Feedback-Nehmer an 3 x Z:[50]

3 x K
- **K**urz
- **K**onkret
- **K**onstruktiv

3 x Z
- **Zuhören**
- **Zuhören**
- **Zuhören**

[49] Schwäbisch, L. & Siems, M. (1985). Anleitung zum sozialen Lernen für Paare, Gruppen und Erzieher. Kommunikations- und Verhaltenstraining. Reinbek: Rowohlt, S. 76 ff.

[50] Gellert, M. & Nowak, C. (2004). Teamarbeit Teamentwicklung Teamberatung. 2. überarb. Aufl. Meetzen, S. 65

2.3 Konflikte im Anleitungs- und Einarbeitungsgeschehen klären

Keine Zusammenarbeit verläuft konfliktfrei. Das gilt auch für Anleitung und Einarbeitung. Im Folgenden soll zunächst über Konflikte im Allgemeinen nachgedacht werden: Wie ist unsere Einstellung Konflikten gegenüber? Daran anknüpfend stelle ich Ihnen Strategien der Konfliktlösung vor.

2.3.1 Konflikte: Chancen zur Weiterentwicklung von Person und Einrichtung

Übung

- Notieren Sie die ersten zehn Begriffe, die Sie mit »Konflikt« assoziieren.
- Sehen Sie sich anschließend Ihre Liste an:
  - Begriffe, die Ihrer Auffassung nach positive Assoziationen sind (z. B. »Klärung«) markieren Sie mit einem »+«.
  - Negative Assoziationen (z. B. »Belastung«) markieren Sie mit einem »–«.
  - Möglicherweise finden Sie auch Begriffe, die nur schwer mit »+« oder »–« zu kennzeichnen sind; es ist irgendetwas dazwischen (z. B. »reinigendes Gewitter«). Diese Worte markieren Sie mit einer »0«.
- Anschließend ziehen Sie Bilanz. Welche Aspekte überwiegen?

Zumeist ergibt sich eine negative Bilanz. Die Minusstriche überwiegen. Das deutet darauf hin, dass das Thema Konflikt für uns negativ besetzt ist; dass wir gern vor Konflikten zurückscheuen.

Konflikte gehören jedoch (nicht nur) zum beruflichen Alltag. Dort, wo Menschen zusammenkommen, treffen unterschiedliche Werte, Normen und Ziele aufeinander. Erinnern Sie sich: Wir konstruieren Wirklichkeit – auch im Anleitungs- und Einarbeitungsgeschehen.

Unsere Einstellung zu Konflikten ist von zentraler Bedeutung. Sie beeinflusst unsere Wahrnehmung (erkenne ich, was sich abzeichnet?), unsere Gefühlslage und unser Verhalten.

So ist es sinnvoll, sich auch hier ein wenig mehr auf die Spur zu kommen: Warum denke ich zurzeit so über Konflikt? Wo liegen möglicherweise die Ursachen? Und: Ist das sinnvoll? Sollte es so bleiben? Welche neuen Aspekte erschließen sich mir? Erinnere ich positive Erfahrungen, als ein belastender Konflikt sich in schöner Weise auflöste?

In Kapitel 2.1.3.1 hatten wir festgehalten, dass jeder Mensch die Wirklichkeit auf seine Weise konstruiert. Hier setzt sein Grundverständnis über Konflikte an, das sich aus der Systemtheorie abliest.

Stellen Sie sich folgende Einarbeitungssituation vor: Frau Meier, die neue Mitarbeiterin, soll angelernt und eingearbeitet werden. Frau Müller ist ihre Mentorin. Folgendes spielt sich ab:

- Frau Müller sieht, dass Frau Meier nach den Pflegeverrichtungen nicht jedes Mal sofort Eintragungen in die Dokumentationsmappe macht. Außerdem sind ihre Eintragungen äußerst knapp gefasst.
- Frau Müller deutet dieses Verhalten als: »Frau Meier ist faul und unzuverlässig«.
- Frau Müller kritisiert Frau Meier.
- Frau Meier ihrerseits deutet die Kritik als: »Frau Müller hat etwas gegen mich. Sie soll mich zwar einarbeiten, aber sie mag mich nicht.« Innerlich denkt sie: »Ich trage doch nur nicht so viel und sofort ein, weil ich mich noch überfordert fühle. Es wird mir im Moment alles zu viel.«
- Frau Meier trägt weiter spät und sehr wenig ein.
- Frau Müller deutet die Situation wie geschildert und handelt entsprechend.

Beide Akteure geben dem, was sie erleben, eine andere Bedeutung. Die jeweiligen Bedeutungen bestimmen ihre Handlungen. Beide reden fatalerweise nicht über die Situation, folglich besteht die Gefahr, dass sich negative Gedanken und Gefühle verfestigen und sich die Einarbeitungssituation festfährt. Niemand redet über Überforderung; niemand spricht Vermutungen oder Ärger aus. Die Einarbeitungssituation wird zunehmend angespannter und frostiger.

Die Denk- und Verhaltenskette ließe sich auch in Form eines Kreises darstellen. Frau Meier und Frau Müller drehen sich in ihrem Beziehungsgeschehen letztlich im Kreis. Es bewegt sich nichts in Richtung Aufbruch, also in Richtung eines befriedigenden kollegialen Einarbeitungsverhältnisses.

Fazit

Konflikte eröffnen Chancen zur persönlichen Weiterentwicklung und zur Weiterentwicklung der Einrichtung. Insofern können sie letztlich gewinnbringend sein.

2.3.2 Konfliktgespräche: Wie sie sich eröffnen und für alle gewinnbringend führen lassen

Nehmen wir zunächst ein Gesprächsprotokoll: Linda Flade, 18-jährige Auszubildende der Altenpflege, wird im Praxiseinsatz von Inga Wolf, 32 Jahre alt, Altenpflegekraft, angeleitet.

Linda arbeitet inzwischen drei Wochen im Lindenhof. Es ist Freitagmittag, der Termin zur Wochenreflexion. Im Verlauf ihres Anleitungsgesprächs bringt Linda den Umgang mit gerontopsychiatrisch veränderten Bewohnern zur Sprache. Sie erlebt im Lindenhof andere Verhaltensweisen auf Seiten der Pflegenden, als sie sie im Fachseminar lernt.

Linda: »Also, ich muss dringend noch etwas los werden, was mich schon länger bedrückt.«
Inga: »Ja, dann schieß mal los.«
Linda: »Wie hier mit den psychisch veränderten Bewohnern umgegangen wird, das kann ich einfach nicht verstehen.«
Inga: »Was meinst du denn damit?«
Linda: »Die werden hier behandelt, als seien sie doof.«
Inga: »Was soll das denn heißen? Niemand findet diese Menschen doof. Wir behandeln sie doch nicht anders als die normalen Bewohner auch.«
Linda: »Nun fängst du auch noch an. Die einen sind normal und die Verwirrten – sind die etwa unnormal?«
Inga: »Nun aber mal langsam. Was stört dich eigentlich so sehr?«

Was passiert hier? Welche Empfindungen haben die beiden Akteurinnen? Was sagen sie mit und ohne Worte? Von welchen Zielen lassen sie sich leiten? Und: Wo sind die »Knackpunkte«? Wie beurteilen Sie das Ergebnis bis jetzt?

Vielleicht stimmen Sie mir bei folgender Deutung zu: Dass Linda in ihrem praktischen Einsatz etwas stört, ist Normalität. Wir gehen häufig nicht mit allem konform, was wir in einer für uns neuen Situation erleben. Jedoch kommen Lindas Sätze bei ihrer Anleiterin Inga offenbar wie Angriffe an. Dadurch fühlt sich Inga gekränkt. Sie ist der Meinung, dass ihr Umgang und der Umgang ihrer Kollegen mit gerontopsychiatrisch Veränderten, bspw. mit Verwirrten, in Ordnung sei. Nun erfährt sie einen Angriff auf ihr Selbstwertgefühl. Diesen kann sie so nicht annehmen, weil sie ihr Selbstwertgefühl im Lot halten will. Sie holt zum Gegenangriff aus bzw. startet eine Rechtfertigung. Diese nun kann Linda nicht nachvollziehen. Sie beharrt auf ihrem Standpunkt, erhärtet ihn, was als erneuter Angriff von Inga gesehen wird.

Im letzten Satz Ingas keimt Hoffnung auf. Sie hat offenbar gemerkt, dass das Gespräch zu eskalieren droht, besinnt sich eines Besseren und versucht wieder Ruhe ins Gespräch zu bringen, indem sie fragt, was Linda denn nun genau stört.

Anregung

Betrachten Sie dieses Gespräch vor dem Hintergrund des systemtheoretischen Grundverständnisses (vgl. Kapitel 2.3.1) und ziehen Sie Schlüsse daraus. Probieren Sie dies immer wieder nach Gesprächen, die Sie in Ihrer Praxis erleben. Sie werden ein tieferes Verständnis bekommen und Ihre Konfliktlösungskompetenz verbreitern.

Wie könnte das Gespräch ohne Eskalation befriedigender weitergehen? Spinnen wir den Faden fort:

Linda: »Du fragst mich, was mich eigentlich stört. Nun, wie schon gesagt, hier werden die Bewohner wie blöd behandelt.«

Inga: »Also, bitte noch einmal Stopp. Ich habe den Eindruck, du ärgerst dich, bist unzufrieden, o. k. Ich finde allerdings, dass du hier Pauschalangriffe loslässt, die ich nicht in Ordnung finde. Wir hatten vereinbart, dass wir darüber reden, was dich stört. Ebenso verhalte ich mich. Also, wenn du etwas hast, worüber du dich ärgerst, sag's, aber jetzt kommt das bei mir wie ein Angriff an.«

Linda: »Entschuldige, wahrscheinlich war ich zu heftig. Aber das sind einfach Dinge, die mir total gegen den Strich gehen.«

Inga: »Damit kann ich immer noch wenig anfangen. Hast du vielleicht ein Beispiel?«

Linda: »Ja, heute Morgen, ich wollte zu Frau Rabe. Die ist zwar ziemlich durch den Wind – aber ich mag sie sehr. Sie hat etwas sehr Liebes. Ich habe gehört, dass es ihr schlecht geht, sie sei unruhig. Da wollte ich zu ihr. In den letzten Tagen habe ich die Erfahrung gemacht, dass sie sich schnell beruhigt, wenn ich bei ihr bin. Ich hab gemerkt, dass das, was ich in der Ausbildung gelernt habe, so auf die Gefühle eingehen, nicht mit irgendwelchen rationalen Einwänden kommen und so, tatsächlich gut funktioniert. Und dann komme ich dahin und höre, wie Gerd zu ihr sagt: ›Keine Sorge, Frau Rabe, den Mann unter ihrem Bett, den schmeiß ich mal eben raus, der tut Ihnen nichts.‹ Was soll denn so was, das ist doch absoluter Blödsinn, wie geht der mit der Frau um, wer ist die denn für ihn?«

Inga: »Und das hat dich ziemlich aufgeregt.«

Linda: »Ja, und wütend gemacht.«

Inga: »Na, jetzt weiß ich wenigstens genau, was dich so ärgert. Wie gings denn dann weiter? Was hast du getan?«

Linda: »Ach gar nichts, ich war platt, war froh, dass ich bald Pause hatte, konnte ich erst mal Kaffee trinken.«

Inga: »Und: Hast du jetzt eine Idee?«
Linda: »Nein, aber es ist wichtig, ich musste das los werden.«
Inga: »Das sehe ich auch so. Ich kenne das übrigens auch. Auch ich erlebe immer wieder Situationen, in denen die Pflege nicht so läuft, wie ich mir das vorstelle; manchmal sind wir – ich schließe mich da durchaus ein – wenig professionell, vergreifen uns im Ton usw.«
Linda: »Tja.«
Inga: »Ich finde halt, dabei darf es nicht stehen bleiben. Wir sollten schon darüber nachdenken, was dabei zu tun ist. Nun hast du eine Menge Ärger gespürt …«
Linda: »… ist jetzt schon weg …«
Inga: »… aber reicht es dir so?«
Linda: »Nein, eigentlich nicht. Da müsste noch mehr kommen.«
Inga: »Dir fehlt was. Was ist es?«
Linda: »Eigentlich müsste ich mit Gerd reden.«
Inga: »Mit welchem Ziel?«
Linda: »Ich möchte ihn davon überzeugen, dass sein Verhalten grundfalsch ist. Damit nimmt er nicht nur Frau Rabe nicht ernst, sondern er macht es auch den anderen Kolleginnen schwer, die ja verschieden reagieren und Frau Rabe reagiert darauf und so weiter, ein verrückter Kreis und niemand kommt letztlich zur Ruhe, am wenigsten Frau Rabe.«
Inga: »Also, was möchtest du tun?«
Linda: »Ich werde mit Gerd sprechen und ihm sagen, dass sein Verhalten nicht in Ordnung ist.«
Inga: »Mh. Und wie willst du das tun?«
Linda: »O.k., ich verstehe schon, es sollten keine Angriffe sein, das hab ich schon gemerkt. Aber es ist schon verflixt schwierig, dabei ruhig zu bleiben, wenn einen etwas wirklich ärgert.«
Inga: »Da hast du recht. Ging mir ja genauso. Beinahe hätten wir uns ja richtig hochgeschaukelt, bin ich auch nicht immer frei von – bringt aber letztlich nichts.«
Linda: »Also, ich werde eine ruhige Minute abwarten und ihm von meinen Empfindungen erzählen. Haben wir schließlich in der Schule in Gesprächsführung auch gelernt. Mal sehen, ob auch das sich in der Praxis bewährt.«
Inga: »Oh, da bin ich mir sicher. Hast du auch eine Erwartung an mich?«
Linda: »Ja, ich wünsche mir, das du das Thema ›Umgang mit Verwirrten und Wahnkranken‹ auf die TOP-Liste der nächsten Bereichsbesprechung setzt. Ich finde, das ist ein wichtiges Thema, nicht nur zwischen Gerd und mir, sondern für alle Leute hier.«
Inga: »Ja, das sehe ich inzwischen auch so. Dann sollten wir dazu überlegen, wie das Thema am besten zu bearbeiten ist.«
Linda: »Ja, gern, ich habe da einen Haufen Material aus dem Fachseminar, das ich mitbringen kann. Neulich hat der Referent …«

Brechen wir an dieser Stelle ab und analysieren die Fortsetzung: Linda ist es tatsächlich gelungen, den Bogen in Richtung Beruhigung hin zu schlagen. Das Gespräch läuft jetzt sehr konstruktiv ab. An welchen Elementen liegt das?

Analysieren Sie selbst: Inga hat zugehört und konfrontiert. Sie ermunterte Linda, ihre eigene Lösung zu finden. Inga hat nicht vorschnell etwas vorgeschlagen, sondern von ihren eigenen Empfindungen berichtet. Sie ist auf die Metaebene gegangen und hat die Empfindungen von Linda gespiegelt. Und sie hat sie auch um Anregungen und Wünsche an sie als Anleiterin gebeten.

Inga demonstriert damit ihre Einstellung: »Es interessiert mich, was dich bewegt, auch wenn ich selbst nicht alles genauso sehe. Ich sage auch meine Meinung, ohne deine Sichtweise abzuwerten. Mein Ziel ist es, dass wir den Wohnbereich/die Einrichtung gemeinsam nach vorn bringen.«

Es hat ein wirklicher Dialog stattgefunden. Hier beziehe ich mich auf Sprenger, der eine passende Umschreibung für »Dialog« getroffen hat: »Wann aber können Sie sicher sein, ob es ein echter Dialog war? Wenn Sie aus dem Gespräch anders herauskommen, als Sie hineingingen. Das ist das Gütekriterium des Dialogs. Ein Dialog, aus dem Sie unverändert herauskommen, war keiner. Denn niemand hat alle Wahrheit für sich gepachtet.«[51]

So ist es auch hier: Inga und Linda sind verändert aus dem Gespräch hervorgegangen. Darüber hinaus setzte der Dialog bei Linda ein ganzes Bündel von Energien frei: Sie sprudelt los, wenn es um die Ideenfindung zur Umsetzung geht. Sie ist – wieder – hoch motiviert.

Ein weiterer Aspekt lässt sich hier ablesen: Wir können zwischen inneren und zwischenmenschlichen Konflikten unterscheiden. Linda erlebt einen Konflikt mit Gerd, wenngleich auch noch nicht offen ausgetragen. Vorab oder parallel hat sie einen inneren Konflikt: Wie soll sie mit dem Erlebten umgehen? Soll sie den Ärger hinunterschlucken? Soll sie mit Gerd in den »Clinch« gehen? Was soll sie tun? Sie fühlt sich innerlich zerrissen und erlebt ihre Situation als unklar.

Inga hilft ihr, zunächst ihren inneren Konflikt zu klären, sodass sie die Lösung findet, die sich auf ihr Verhalten im zwischenmenschlichen Konflikt auswirkt. Linda macht eine wichtige Lernerfahrung.

---

[51] Sprenger, R.K. (1997). Mythos Motivation. Wege aus einer Sackgasse. 12. Aufl. Frankfurt: Campus, S. 165

Schließen wir mit der theoretischen Ebene ab: Um in ein wirklich konstruktives Konfliktgespräch zu kommen, um den häufig anzutreffenden Kreis der gegenseitigen Angriffe-Rückzüge-Gegenangriffe zu durchbrechen, helfen z. B. Ich-Botschaften.

Dieses Konzept hat Thomas Gordon u. a. in seiner Managerkonferenz[52] (z. B. 1989) beschrieben. Ich-Botschaft (Gegenteil: Du-Botschaft, also Angriff oder eine Zuschreibung: »Du bist …«) bedeutet: Ich bleibe zunächst einmal bei mir, beschreibe mein Erleben. Das wird vom Gegenüber nicht so sehr als Angriff auf die eigene Person, aufs zu verteidigende Selbstwertgefühl empfunden.

Die Grundhaltung, die dahinter steckt, ist, den anderen nicht verletzen zu wollen; ihm aber wohl mitzuteilen, was stört und wo man sich Veränderungen wünscht. So besteht die »klassische« Ich-Botschaft aus drei Komponenten:
1. Aus der Beschreibung des Verhaltens, das ich nicht akzeptieren kann;
2. aus dem Gefühl, dass das beschriebene/erlebte Verhalten in mir auslöst;
3. aus der Konsequenz, die daraus für mich erwächst.

Sinnvoll ist es, die Ich-Botschaft mit einer vierten Komponente zu versehen:
4. mit einem angehängten Wunsch bzw. mit einer Erwartung.

Die wichtigste Komponente ist das Gefühl. Es muss deutlich werden, was eine bestimmte, beim anderen erlebte Einstellung oder Verhaltensweise mit mir macht.

Ein Beispiel: »Ich, habe den Eindruck, dass du mir nicht zugehört hast. Das finde ich ärgerlich. Da verliere ich die Lust, mit dir diese Fragen zu besprechen. Ich wünsche mir, dass du dieser Sache mehr Aufmerksamkeit schenkst.«

Hier sind alle vier Komponenten vorhanden. In den meisten Situationen werden wir nicht so sprechen. Vielleicht kommt es Ihnen auch zu »gestelzt« vor. Im Dialog sollten jedoch alle Punkte enthalten sein. Formulierungen mit »ich«, »meiner«, »mir«, «mich« (s. zweiter Dialog zwischen Inga und Linda) müssen vorkommen.

Wenn wir dann ggf. auf die Meta-Ebene wechseln, um zu reflektieren, wie wir miteinander sprechen und unser Handeln »problemlösungsstrategisch« ausgerichtet ist, müssten Konfliktlösungen zunehmend unproblematischer und weniger angstbesetzt sein. Sie werden stattdessen persönlichkeitsfördernd und im Sinne der lernenden Organisation funktional für das Unternehmen.

---

[52] Gordon, T. (1989). Managerkonferenz. Effektives Führungstraining. München: Heyne

Im »strategischen Bereich« schließe ich mich Berkel[53] an. Ihm zufolge lassen sich zwei grundlegende Strategien unterscheiden, mit denen Menschen in Konflikten agieren: die Poker- und die Problemlösungsstrategie. Pokerspieler gehen davon aus, dass es in Konflikten Sieger und Besiegte geben muss. Sie selbst wollen natürlich siegen.

Problemlösungsstrategen vertreten die Meinung, dass Konflikte Probleme sind, die grundsätzlich lösbar sind und zwar auf eine Weise, die für beide Seiten Vorteile mit sich bringen. Ein Gewinner-Verlierer-Modell ist diesem Denken fremd.

Tabelle 4: Strategien der Konfliktbewältigung

Problemlösungsstrategie	Poker Strategie
Definition	
Ich betrachte den Konflikt als unser gemeinsames Problem.	Ich gehe davon aus, dass sich einer im Konflikt durchsetzen muss. Das möchte ich sein.
Absichten	
Ich kenne meine Wünsche, Interessen und Ziele und habe vor, sie unmissverständlich offenzulegen.	Ich kenne zwar meine Interessen und Ziele; aber ich werde mich hüten, sie offen zu zeigen. Entweder schweige ich mich aus oder ich stelle sie verzerrt dar.
Ich suche nach einer Lösung, die uns beide zufriedenstellt.	Ich werde alles daran setzen, dem anderen meine Position aufzuzwingen.
Ich möchte gemeinsame Ziele verfolgen.	Ich will meine eigenen Ziele verfolgen.
Verhalten	
Ich suche Machtunterschiede auszugleichen, indem ich betone, dass wir beide aufeinander angewiesen sind und hervorhebe, wie wichtig es ist, dass wir zu einer gemeinsamen Lösung kommen.	Ich suche Machtunterschiede herauszustreichen, in dem ich gleich zu Beginn feststelle, dass es ganz unerheblich ist, ob wir zu einer gemeinsamen Lösung kommen und hervorhebe, dass ich vom anderen in keiner Weise abhängig bin.
Ich stelle zu Beginn meine Gefühle, Interessen, Absichten und Positionen offen und unverfälscht dar.	Ich lasse zu Beginn den anderen im Unklaren über meine Gefühle, Interessen, Absichten und Positionen; ich halte mich zurück und »lasse ihn kommen«.
Während der andere spricht, versuche ich, mich in ihn hineinzuversetzen.	Ich vermeide es, mich in die Lage des anderen hineinzuversetzen; das »psychologisiert « nur den Konflikt.

53 Berkel, K. (1992). Konflikttraining. 3. Aufl. Heidelberg: Sauer, S. 45 f.; Berkel, K. (2011). Konflikttraining. 11. durchgesehene Aufl. Hamburg: Windmühle

Problemlösungsstrategie	Poker Strategie
Weder locke ich mit Versprechungen, noch verunsichere ich den anderen mit Drohungen.	Anfangs lasse ich Drohungen durchblicken; wenn der andere nicht nachgeben will, drohe ich aber ganz unverhüllt.
Negative Gefühle drücke ich so aus, dass sie nicht verletzen.	Negative Gefühle bringe ich scharf zum Ausdruck, auch wenn sie verletzen.
Heftige Gefühle (Zorn, Ungeduld) gebe ich temperamentvoll wieder (Heißer Konflikt).	Heftige Gefühle halte ich zurück; aber ich nehme mir vor, sie zu einem späteren Zeitpunkt in gezielten Bemerkungen »heimzuzahlen « (Kalter Konflikt).
Ich gebe zu verstehen, dass meine Position flexibel ist.	Ich gebe unmissverständlich zu, dass ich von meiner Position nicht abrücken kann und werde.
Ich zeige mich kooperativ, um eine kooperative Beziehung herzustellen oder zu stabilisieren.	Ich zeige mich kooperativ, um die Kooperationsbereitschaft des anderen zum »Durchsetzen meiner Ziele auszunutzen«.

Reflexion

Beziehungen, Lernprozesse, Konflikte: Wo stehen Sie – Wo steht Ihre Einrichtung?

Es ist sicherlich sinnvoll, die gerade vorgestellten Anregungen bzw. Übungen nochmals oder erst jetzt durchzuführen. Sprechen Sie mit Vertrauten über Ihre Einstellungen und Ihr gegenwärtiges Erleben. Gespräche mit anderen helfen, eigene blinde Flecken zu entdecken; neue Einsichten über sich selbst zu gewinnen, die oft die Initialzündung sind, etwas Neues zu wagen.

Überlegen Sie auch – allein oder mit Kollegen – wo Ihre Einrichtung zurzeit steht:

- Wie werden bei Ihnen Beziehungen gestaltet – sowohl im Anleitungs- und Einarbeitungsgeschehen als auch darüber hinaus?
- Welches Grundverständnis entdecken Sie in Sachen »Konflikt« in Ihrer Einrichtung und wie wirkt sich das auf Einarbeitungs- und Anleitungsprozesse aus?
- Wie wird bei Ihnen gelernt?

Und wenn Sie mögen, noch fünf Du-Botschaften (vielleicht kommen Ihnen diese auch bekannt vor), die Sie trainingshalber in Ich-Botschaften umformulieren können:

- Immer diese endlosen Diskussionen mit dir!
- Du hast mich gestern bei Frau Jockel ganz schön im Regen stehen lassen!
- Heute in der Frühbesprechung hast du deinen Mund wieder mal nicht aufgekriegt!
- Warum kannst du mir nicht einmal zuhören?
- Ihr habt ja doch keine Ahnung von dieser Arbeit.

3 DAS AUFGABENFELD PRAXISANLEITUNG

Wurden in den bisherigen Kapiteln die Arbeitsfelder Praxisanleitung und Einarbeitung neuer Mitarbeiter immer gemeinsam betrachtet, so müssen wir nun die Gebiete voneinander trennen. Zunächst werden wir die Praxisanleitung in den Blick nehmen. Hauptpunkte sind hier Standortbestimmungen und Anleitungsphasen.

3.1 Verzahnung von Theorie und Praxis: der berufspraktische Teil der Ausbildung

Die seit dem 1. August 2003 geltende, bundesweit einheitlich geregelte Ausbildung von Altenpflegern sieht eine Ausbildung vor, die in theoretische und praktische Abschnitte gegliedert ist. Die dreijährige Ausbildung umfasst dabei 2100 Stunden theoretischen und praktischen Unterricht in der Altenpflegeschule/dem Fachseminar für Altenpflege und 2500 Stunden praktische Ausbildung in den Einrichtungen der Altenhilfe. Die Einrichtungen sind heute die Anstellungsträger der Auszubildenden. Wenn sie nicht selbst eigene Fachseminare für Altenpflege betreiben, binden sie sich mit Kooperationsverträgen an Fachseminare, die ihrerseits die Gesamtverantwortung für die Ausbildung tragen.

Theorie und Praxis müssen miteinander in enger Beziehung stehen, was Auswirkungen auf Organisation und Verständnis von Anleitung in den Einrichtungen mit sich bringt. Mit diesem Verständnis und den sich daraus ergebenden organisatorischen Begebenheiten werden wir uns im folgenden Abschnitt befassen.

Ziel muss sein, eine Ausbildung zu gewährleisten, in der die Gefahr des »Praxisschocks« auf ein Minimum reduziert wird und in der eine wirkliche Lernort-Kooperation gelingt.

3.2 Einbindung der Praxisanleitung ins soziale System der Organisation

3.2.1 Der Anleiter in der Ausbildungseinrichtung: Standortbestimmung

Allen Einsatzstellen für die praktischen Ausbildungsteile (d.h. den Heimen, den stationären sowie den ambulanten Pflegeeinrichtungen als anstellende Einrichtungen sowie den Einrichtungen, in denen ergänzend Ausbildungsteile absolviert werden können: gerontopsychiatrische Abteilungen in Kliniken, Allgemeinkrankenhäuser mit geriatrischen Abteilungen, geriatrische Rehabilitationseinrichtungen, Einrichtungen der offenen Altenhilfe) obliegt eine hohe Verantwortung.

Wie die Forschungsgesellschaft für Gerontologie in Dortmund schon 1992 schrieb, bleibt zwar die Durchführung der Ausbildung beim Fachseminar, die »Verantwortung für die Gestaltung der praktischen Ausbildung« verlagert sich jedoch »von den Fachseminaren hin zu den Trägern der Einrichtungen.«[54] Dieser Aussage kann auch nach dem In-Kraft-Treten des Bundesaltenpflegegesetzes zugestimmt werden.

Die Ausbildung zum Altenpfleger unterliegt – auch mit der Neuregelung – nicht dem Berufsbildungsgesetz. Somit sind keine bundeseinheitlichen Standards zur Anleitung und auch zur Ausbildung der Ausbilder festgeschrieben, wenn man einmal davon absieht, dass Praxisanleiter Alten- oder Krankenpfleger mit mindestens zweijähriger Berufserfahrung sein müssen, die ihre Fähigkeit zur Praxisanleitung in der Regel durch eine berufspädagogische Fort- oder Weiterbildung nachweisen müssen (Ausbildungs- und Prüfungsverordnung, § 2 (2)). So sind wiederum die Bundesländer in der Pflicht, entsprechende Richtlinien über die Details zu entwickeln und verbindlich einzuführen. Darüber hinaus ist zu klären, wie sich die Praxisanleitung in der Einrichtung positioniert, welcher Rahmen geschaffen werden kann, damit die Anleitungsaufgabe adäquat wahrgenommen werden kann.

Nordrhein-Westfalen hat hier mit einer Arbeitsgruppe »Bundesgesetz Altenpflege« unter Mitwirkung der Arbeitsgemeinschaft der Spitzenverbände der Freien Wohlfahrtspflege in folgender Weise Stellung bezogen: Im »Standard zur berufspädagogischen Weiterbildung zur Praxisanleitung in der Altenpflege in Nordrhein-Westfalen« wird vom »Lernort ›Berufspraxis‹ « gesprochen. Um dann von einer pädagogischen Eignung als Lernort zu sprechen, bedürfe es neben der verbindlichen Qualifizierung von Praxisanleitern »struktureller Voraussetzungen in den pflegerischen Einrichtungen wie

- angemessene Freistellung der Praxisanleiter/Praxisanleiterinnen,
- Aufgabenbeschreibung
- Schaffung formaler Kommunikationsstrukturen zwischen den Fachseminaren für Altenpflege und den berufspraktischen Lernorten«[55]

So sind erste Klarstellungen zur Positionierung der Praxisanleitung gemacht. Aber wie lassen sich diese »Standards« in der Praxis einlösen? Schon für die Zeit vor der

[54] Forschungsgesellschaft für Gerontologie e.V. (1992). Rahmencurriculum »Praxisanleitung«. 2. Teilbericht im Rahmen des Projektes: »Curriculumentwicklung für Pflegefachkräfte«. Dortmund unveröffentlicht, S. 8

[55] Ministerium für Gesundheit, Soziales, Frauen und Familie des Landes Nordrhein-Westfalen (2006). Ausbildung und Qualifizierung in der Altenpflege. Arbeitshilfen für Theorie und Praxis. Teil 1: Entwurf einer empfehlenden Richtlinie für die Altenpflegeausbildung; Teil 2: Standard zur berufspädagogischen Weiterbildung zur Praxisanleitung in der Altenpflege. Im Internet: www.dip-home.de/downloads/richtlinie_altenpflegeausbildung_nrw.pdf, S. 3 [Zugriff am 12.03.2014]

jetzt gültigen Gesetzgebung ließen sich dazu in der »grauen Literatur« einige Hinweise finden, die auch heute hilfreich sind: So weist bspw. die Muster-Stellenbeschreibung für Mentoren der Erzdiözese Freiburg in ihrem Qualifikationsprofil darauf hin, dass Anleiter grundsätzlich berufserfahrene Pflegefachkräfte sind und im Übrigen eine Mentorenqualifikation nachweisen sollen. Darüber hinaus müssen sie kommunikative und kooperative Fähigkeiten besitzen und zu ständiger eigener Fortbildung bereit sein.[56]

In einem Punkt sollte dieses Papier ergänzt werden: Bislang ist keine Freistellungsregelung eingeführt. Sie erscheint mir sinnvoll. Meinen Erfahrungen zufolge wurden nur selten Praxisanleiter für ihre Anleitungstätigkeit frei gestellt.

Auch der oben zitierte Standard aus Nordrhein-Westfalen bleibt leider unverbindlich, wenn von »angemessener Freistellung« gesprochen wird. Allerdings macht er eine wichtige Aussage zur Gestaltung des Alltags: »Der Praxisanleiter/die Praxisanleiterin arbeitet in der ersten Woche vollständig, in der weiteren Anleitungszeit mindestens zu 60 % in derselben Schicht.«[57]

Eine Anhaltszahl zur Gestaltung der Freistellung für Anleitungsaufgaben findet sich auch in den schon älteren Empfehlungen der Bundesarbeitsgemeinschaft der Freien Wohlfahrtspflege (BAGFW). Hier liegen zwei »Auflagen« für die »Qualifizierung (Weiterbildung) und Tätigkeit der Mentorin/des Mentors in der Altenpflegeausbildung« vor, einmal datiert aus 1993, zum zweiten aus 1996. Bezeichnenderweise unterscheiden sich diese Versionen in der vorgeschlagenen Freistellungsempfehlung. In 1996 heißt es: »Die Praxisanleiterin/Mentorin übernimmt mit der praktischen Anleitung der Altenpflegeschüler/innen neben der pflegerischen Tätigkeit eine Aufgabe, die einen zusätzlichen Zeitaufwand erfordert. Dafür soll sie von ihren Aufgaben als Pflegefachkraft nach Absprache mit der Leitung in entsprechendem Umfang freigestellt werden. Nach Erfahrungen in der Praxis wird ein zeitlicher Aufwand von etwa 5 bis 8 Stunden pro Schüler/in und Woche für bewohnerbezogene und darüber hinaus gehende Anleitungstätigkeiten benötigt.«[58]

In 1993 wurden »etwa acht Stunden in der Woche« für die Anleitungsaufgabe für angemessen – oder realisierbar gehalten. Ergänzend wurde empfohlen, dass nicht mehr als drei Schüler gleichzeitig von einer Anleitungsperson betreut werden sollten und dass

[56] Caritasverband für die Erzdiözese Freiburg e.V. (o.J.). Muster-Stellenbeschreibung für eine/n Mentor/-in in Einrichtungen der stationären Altenhilfe. Freiburg

[57] Ministerium für Gesundheit, Soziales, Frauen und Familie des Landes Nordrhein-Westfalen (2003). Ausbildung und Qualifizierung in der Altenpflege. Teil 2: Standard zur berufspädagogischen Weiterbildung zur Praxisanleitung in der Altenpflege in NRW. MAGS NRW, S. 10

[58] Bundesarbeitsgemeinschaft der Freien Wohlfahrtspflege e.V. (1996). BAGFW Empfehlungen für die Weiterbildung zur Praxisanleiterin/Mentorin in der Altenpflegeausbildung. Bonn, S. 9 f.

»vom Personalschlüssel her gesehen (…) rechnerisch eine Mentorin pro sechs Schüler/innen anzusetzen« sind.[59]

Ein weiterer, wesentlicher, Unterschied zwischen den beiden BAGFW-Empfehlungspapieren lässt sich ausmachen: Während im 1993er Entwurf noch eine Zulage für die Mentor/innentätigkeit in Höhe von DM 200,– bis DM 250,– vorgeschlagen wurde, entfiel dieser Vorschlag (ein Opfer von Diskussionsprozessen?) in 1996 gänzlich. So wird die Anleitung zu einem Ehrenamt für besonders Engagierte, zu einem »Titel ohne Mittel«, wie man es immer wieder in Äußerungen und Internetforen finden kann. »Manchmal gibt's ein Fachbuch«, so Praxisanleiter im Gespräch. Darauf wird später noch einmal zurückzukommen sein.

Es wäre viel gewonnen, wenn zumindest die Freistellungsregelung in den Einrichtungen greifen würde, Praxisanleiter für ihre verantwortliche Aufgabe geschult und die Einrichtungen adäquate Konzepte dafür entwickeln würden.

Zur Positionierung der Praxisanleitung, ihrer inhaltlichen Ausgestaltung, ihren Aufgaben und Verantwortungsbereichen weise ich exemplarisch auf drei Papiere hin, die in ihren Aussagen recht konkret werden und damit wichtige Argumentationshilfen für die innerbetriebliche Diskussion geben können:

- Muster-Stellenbeschreibung aus Freiburg,
- Standard zur berufspädagogischen Weiterbildung zur Praxisanleitung in der Altenpflege des MAGS NRW aus 2003 (also ein »Länderpapier«)
- ein Papier des Bundesministeriums für Familie, Senioren, Frauen und Jugend, erstellt in Zusammenarbeit mit dem Institut für gerontologische Forschung Berlin: »Erfolgreiche Praxisanleitung in der Altenpflegeausbildung« aus 2006 – eine Art Rahmenempfehlung für die Länder.

Dieses Papier mit seinem empfehlenden Charakter widmet sich u. a. ausführlich den Rahmenbedingungen der Praxisanleitung in den Einrichtungen. Es macht Vorschläge zur Einbindung der Praxisanleitung ins Organisationsgefüge, zu Freistellungs- und Vergütungsregelungen, zu räumlichen Ausstattungen etc. Beispielsweise heißt es zur Freistellungsregelung: »Ausbildung kann und darf nicht im Rahmen der pflegerischen Tätigkeiten der Praxisanleiterinnen und Praxisanleiter stattfinden, sie ist keine Nebenbeschäftigung engagierter Mitarbeiterinnen und Mitarbeiter!«[60] Dies ist ein entscheidender Grundsatz, der oftmals in der Realität noch nicht genügend angekommen ist.

---

59 Bundesarbeitsgemeinschaft der Freien Wohlfahrtspflege e.V. (1993). BAGFW Empfehlungen für die Weiterbildung zur Praxisanleiterin/Mentorin in der Altenpflegeausbildung. Bonn

60 Bundesministerium für Familie, Senioren, Frauen und Jugend (Hrsg.) (2006). Institut für gerontologische Forschung Berlin: Erfolgreiche Praxisanleitung in der Altenpflegeausbildung. Eine Investition in die Zukunft. Empfehlungen für Ausbildungsstätten in der Altenpflege. Berlin

Und weiter: »Eine **angemessene Freistellung** für die Aufgaben Praxisanleitung ist notwendig, damit

- ausreichend Zeit vorhanden ist, um die Anleitungssequenzen durchzuführen und vor- bzw. nachzubereiten;
- genügend Zeit zur Verfügung steht, für fachliche Fort- und Weiterbildung, um auf dem neuesten Stand zu bleiben;
- eine kontinuierliche Anleitung der Auszubildenden gewährleistet ist;
- verhindert wird, dass im Falle von Urlaubs- oder Krankheitszeiten des Pflegeteams die Praxisanleiterin oder der Praxisanleiter als Pflegekraft eingesetzt wird;
- eine Teilnahme der Praxisanleiterinnen und Praxisanleiter an Dienstbesprechungen garantiert ist.

Der Umfang der Freistellung für die Aufgaben der Praxisanleitung ist abhängig von:

- der Anzahl der Schülerinnen und Schüler, die betreut werden müssen;
- dem Kenntnisstand der Schülerinnen und Schüler (Umschülerinnen/Umschüler bzw. Erstauszubildende und Ausbildungsjahr);
- den Fähigkeiten und Fertigkeiten der Schülerinnen und Schüler
- dem Alter der Schülerinnen und Schüler.«[61]

Beim Thema **Vergütung** nennt dieses Papier gleich drei Varianten aus der Praxis:

»1. Beispiel: Praxisanleiterin erhält eine Zulage
Die Praxisanleiterin arbeitet in einer großen stationären Einrichtung mit 190 Bewohnerinnen und Bewohnern. Das Haus hat fünf Wohnbereiche, auf denen 12 Mitarbeiterinnen und Mitarbeiter zuzüglich der Nachtwachen ihren Dienst absolvieren. In jedem Wohnbereich werden zwei Schülerinnen und Schüler von jeweils zwei nachgeordneten Praxisanleiterinnen betreut. Sie selbst ist zu 100 % für ihre Aufgaben als übergeordnete Praxisanleiterin frei gestellt und erhält eine Zulage in Höhe von 100,- Euro monatlich. Zum Zeitpunkt des Interviews wurden gerade Tarifverhandlungen geführt, in denen angestrebt wurde, ihre Stelle auf Ebene der Wohnbereichsleitung mit einer entsprechenden Vergütung anzusiedeln und den nachgeordneten Praxisanleiterinnen und Praxisanleiter eine Zulage in Höhe von 100,– Euro monatlich zukommen zu lassen.

2. Beispiel: Vertrag über mehr Arbeitsstunden
Die Praxisanleiterin arbeitet in einem Wohn- und Pflegezentrum in übergeordneter Funktion. Dieses Zentrum hat vier Wohnbereiche, in denen jeweils ein Auszubildender von einer nachgeordneten Praxisanleitung betreut wird. Im Gegensatz zu ihren Kolleginnen und Kollegen hat die übergeordnete Praxisanleiterin einen Arbeitsvertrag über 35 Stunden pro Woche, anstelle von 30 Stunden. In diesen zusätzlichen fünf Stunden pro Woche geht sie ihren Aufgaben als Praxisanleiterin nach. Sie erhält ein Leis-

[61] Bundesministerium für Familie, Senioren, Frauen und Jugend (Hrsg.) 2006, S. 30 f.

tungsgehalt, dessen Höhe jedes Jahr neu festgelegt wird. Dieses Leistungsgehalt erhält jede Mitarbeiterin und jeder Mitarbeiter bei herausragendem Einsatz für das Haus.

3. Beispiel: Höhere Eingruppierung der Praxisanleiterin
Die Praxisanleiterin arbeitet in einer Einrichtung mit 229 Heimbewohnern und 160 Mitarbeiterinnen und Mitarbeitern, von denen 85 im Bereich der Pflege arbeiten. Sie betreut 15 Auszubildende und organisiert die Fortbildungen für ihr Haus. Sie ist für ihre Tätigkeit zu 100 % freigestellt und erhält die Vergütungsgruppe KR 6 anstelle von KR 5a.«[62]

Für **Stellenbeschreibungen** wird eine Gliederung vorgeschlagen:
»Stellenbezeichnung
- namentliche Zuordnung der Stelle
- Vertretungsregelungen (wird vertreten von ... und vertritt ...)
- vorgesetzte Stellen (pflegerisch und fachlich sowie disziplinarisch)
- nachgeordnete Stellen (pflegerisch und fachlich sowie disziplinarisch)
- Anforderungsprofil, untergliedert in fachliche, persönliche und soziale
- Kompetenzen
- Ziele der Stelle
- Aufgaben der Praxisanleitung, untergliedert in fachbezogen und betriebsbezogen
- Schnittstellenkontakte
- Freistellung für die Praxisanleitung
- Vergütungsregelung«[63]

Die Muster-Stellenbeschreibung Mentor/-in vom Caritasverband Freiburg zeigt für den Bereich der stationären Altenhilfe exemplarisch, wie der Anleiter im Organisationsgefüge angesiedelt ist, wenn die Aufgaben im Zusammenspiel mit anderen Funktionsträgern benannt werden.

Einbindung der Praxisanleitung ins soziale System der Organisation

- »Mitarbeiterbezogene Aufgaben im Rahmen der Anleitung
- Erstellen einer Gesamtplanung des Praktikumseinsatzes von Auszubildenden, abgestimmt auf die Lehrpläne der Altenpflegeschulen
- Wahrnehmen von Einzelanleitung der Auszubildenden mit folgenden Elementen: Vorbereitung, Durchführung, Reflexion
- Mitwirken bei der Beurteilung der Leistungen von Auszubildenden nach Absprache mit der Pflegedienstleitung oder zuständigen Wohngruppenleitung

▶▶

[62] Ebd., S. 33
[63] Ebd., S. 29

- Mitwirken bei Beurteilungsgesprächen von Auszubildenden und Praktikanten/Praktikantinnen
- Durchführen von heiminternen Fortbildungen für Auszubildende im Rahmen der Ausbildung, in Zusammenarbeit mit der Pflegedienstleitung bzw. mit anderen Mitarbeitern/Mitarbeiterinnen der Einrichtung
- Erarbeiten eines Einweisungskonzeptes für Auszubildende in der Altenpflege und Praktikanten/Praktikantinnen
- Durchführen von Besprechungen mit den Teileinsatzorten, um einen genaueren Überblick für die praktische Anleitung zu erhalten ...

Betriebsbezogene Aufgaben

- Abstimmen mit anderen Arbeitsbereichen, z. B. Heimleitung, Pflegedienstleitung, Wohngruppenleitungen, anderen Arbeitsdisziplinen der Einrichtung
- Abstimmen mit externen Arbeitsbereichen, z. B. den behandelnden Ärzten, Angehörigen und Betreuern der Bewohner/BewohnerInnen, den Ausbildungsstätten der Schüler/Schülerinnen und Praktikanten/Praktikantinnen
- Überwachen der Einhaltung von Hygiene- und Unfallverhütungsvorschriften

Abstimmung mit den Schulen und sonstigen Praktikumseinrichtungen

- Mitwirken bei den Anleiter-/innentreff en der Altenpflegeschulen
- Kooperation und Zusammenarbeit mit den Schulen
- Kooperation und Zusammenarbeit mit externen Einrichtungen für die Praxiseinsätze der Auszubildenden, z. B. in den Sozialstationen«*

* Caritasverband für die Erzdiözese Freiburg e.V.

Hilfreich für die Ihre Konzeptionierung ist auch der Aufgabenkatalog der Praxisanleitung, wie er im Standard zur Weiterbildung in NRW angelegt ist:

»Der Praxisanleiter/die Praxisanleiterin hat folgende Aufgaben:

- Die Erstellung, Ausgestaltung und Weiterentwicklung des Ausbildungsplans der praktischen Ausbildungsstätte.
- Der Praxisanleiter/die Praxisanleiterin ist Ansprechpartner/in für die Fragen der praktischen Ausbildung. Um die Ausbildungsziele zu erreichen, werden Lernziele und Lerninhalte abgesprochen sowie interne und externe Praxiseinsätze koordiniert.
- Er/sie ist im Rahmen seiner/ihrer Fachkompetenz verantwortlich für die Strukturierung, die geplante und zielgerichtete Anleitung und für die Bewertung und Beurteilung des Schülers/der Schülerin; er/sie erstellt jährlich eine Bescheinigung über die durchgeführten Ausbildungsabschnitte des Schülers/der Schülerin.
- Er/sie soll auf der Basis des erstellten Ausbildungsplanes den Schüler/die Schülerin schrittweise an die eigenständige Wahrnehmung der beruflichen Aufgaben heranführen. Die Anleitung, Begleitung, Unterstützung, Beurteilung und Bewertung des Schü-

lers/der Schülerin beziehen sich insbesondere auf die Sensibilisierung zur Wahrnehmung und Achtung der Bedürfnisse, Wünsche und der Intimität des zu Pflegenden als Grundvoraussetzung einer qualifizierten und personenorientierten Altenpflege.
- Er/sie fördert die Verzahnung der Lernorte Theorie und Praxis, insbesondere im Zusammenwirken zwischen Praxisbegleitung und Praxisanleitung.
- Er/sie ist verantwortlich für die Vorbereitung der praktischen Abschlussprüfung in der Einrichtung und nimmt in beratender Funktion an der praktischen Abschlussprüfung teil.«[64]

Der Mentor (und Praxisanleiter) untersteht direkt der leitenden Pflegefachkraft (Pflegedienstleitung). So steht die Anleitungsperson im Schnittfeld Einrichtung – Schule/Fachseminar – Auszubildender – Bewohner/Patient Sie vertritt gegenüber der Ausbildungsstelle und den Auszubildenden die Gegebenheiten (Möglichkeiten und Grenzen) »ihrer« Einrichtung; gleichsam die in dieser konkreten Einrichtung vorzufindende **Realität**.

Gleichzeitig ist diese Anleitungsperson Kooperationspartner und Teilhaber der Ausbildung. Dieses Bündel an Rollensegmenten, das innere und äußere Konflikte aufwirft, ist zu bewältigen. Oftmals ist die Anleitung ein Kampf in der eigenen Einrichtung. Es geht darum, ihren Status im Zusammenspiel mit der Leitung, mit bei- und nachgeordneten Kollegen zu entwickeln und zu etablieren.

Fazit

Anleitung muss dazu fähig sein, »die Ausbildungsziele der umliegenden Fachseminare/Krankenpflegeschulen mit den Zielen der Pflegeeinrichtung, in der sie tätig ist, zu verbinden ... die Ziele der Praxisanleitung mit den Erwartungen und Zielen des in der Einrichtung tätigen Pflegeteams abzustimmen und zu verbinden ... in der Anleitung ihr fachliches Wissen und ihre Erfahrungen unter Berücksichtigung der Ausbildungsziele und der Ausbildungssituation den BerufspraktikantInnen/SchülerInnen zu vermitteln ...fähig sein, sowohl sich in ihrer Funktion als auch ihre Anleitetätigkeit zu reflektieren ... die Lernmöglichkeiten und Bedürfnisse der BerufspraktikantIn und SchülerIn wahrzunehmen und die Anleitung danach auszurichten ... den Bewohner so in den Anleitungsprozeß einzubeziehen, daß seine Interessen und Bedürfnisse gewahrt werden.«*

* Forschungsgesellschaft für Gerontologie e.V. (1992). Rahmencurriculum »Praxisanleitung«. 2. Teilbericht im Rahmen des Projektes: »Curriculumentwicklung für Pflegefachkräfte«. Dortmund unveröffentlicht, S. 12 ff.

[64] Ministerium für Gesundheit, Soziales, Frauen und Familie des Landes Nordrhein-Westfalen 2003, S. 5 f.

Letztlich ist der Anleitende somit in den Rollen des Anleiters »Pflegeexperte« (und damit immer ein »Modell« für die Auszubildenden), »Pflegepädagoge« und »Kooperationsmanager« (zum Fachseminar, zu den Kolleginnen im eigenen Haus, zu den externen Praxisstellen und deren Anleitern) gefragt und tätig.

Dies setzt zwingend die Etablierung der Anleitungsstelle im Organisationsgefüge, eine Verständigung über die Rollen in der eigenen Einrichtung und das Vorhandensein sowie die Verwirklichung eines Anleitungskonzeptes (Planung etc.) voraus. Neben der offiziellen Einsetzung sollte eine Stellvertretung benannt sein. Sie deckt die Anleitung im Bedarfsfall (Krankheit, Urlaub, Fortbildung) der Praxisanleitung ab.

Im Übrigen: Den Ausbildungsorten sollte bewusst sein, dass die Anleitetätigkeit Auswirkungen auf das Image der Einrichtung hat. Wahrscheinlich antworten künftige Altenpflegekräfte auf die Frage nach ihrer Ausbildung bald nicht mehr mit: »Ich habe im Fachseminar in ... gelernt«, sondern: »Meine Ausbildung habe ich im Altenheim ..., im Pflegedienst ... gemacht« – und tragen ihr Bild davon in die Öffentlichkeit (vgl. Einleitungskapitel zur Situation der Altenpflege als »out«-Beruf und zum Image der Einrichtungen).

Das Wissen darum, Ausbildungsbetrieb zu sein, sollte ein weiteres Argument dafür sein, sowohl die Auswahl der Praxisanleitungen in den Einrichtungen sehr sorgfältig vorzunehmen, als auch deren angemessene Positionierung und Stützung in den Einrichtungen deutlich voran zu treiben.

Anregung

In einer Fortbildung befassten wir uns mit der Stellung der Anleitung in den von den Teilnehmern vertretenen Einrichtungen. Wenn auch Sie Anleiter sind, beantworten Sie doch einmal folgende Fragen:

- Wem ist die Stelle zugeordnet, unterstellt, überstellt?
- Welche Befugnisse sind definiert?
- Welche pflegefachlichen, pädagogischen, sozialen Kompetenzen stehen dem gegenüber?
- Welches Zeitbudget wird in Bezug auf welche Anzahl von Auszubildenden veranschlagt?
- Wie sehen Ihr Beziehungsgeflecht und Ihr Netzwerk der Anleitung aus?
- Welche Schlüsse ziehen Sie aus all dem?

Bei einem Praxisanleitertag befragte ich Altenpfleger ein Jahr nach ihrer Ausbildung zu ihren Erfahrungen in den Einrichtungen. Ihre Aussagen lassen sich folgendermaßen bündeln:

- »Ordentliche Praxisanleiter sind in den Häusern nicht gewollt.«
- »Im Pflegebereich wird man belächelt, wenn man sich für gute Praxisanleitung stark macht.«
- »Viele Einrichtungen betrachten es als ihr Ziel, Auszubildende in der ersten Woche so weit fit zu machen, dass sie am folgenden Wochenende die ersten Bewohner selbstständig waschen können.«
- »Pflegemitarbeiter, die Anleitungsaufgaben übernommen haben, bekommen derbe Aussagen ihrer Kollegen zu hören, etwa: »Hast Du jetzt den Azubi am A …?«

Bleibt zu hoffen, dass diese geschilderten Erfahrungen Ausnahmen sind …

3.2.2 Der Auszubildende: Standortbestimmung

Dieses Kapitel steht bewusst zwischen den Abschnitten, in denen über die Standorte des Anleiters und den der (theoretischen) Ausbildungsstätte nachgedacht wird. Denn die Auszubildenden stehen (oftmals) in der Mitte zwischen den Anforderungen der Realität und den Anforderungen der Fachseminare. Natürlich ist ihr Beziehungsgeflecht noch weiter zu fassen: Es kommen Bewohner bzw. Gäste/Patienten, Angehörige, Ärzte, Betreuer, nicht zuletzt weitere Kollegen etc. hinzu. Die Hauptbeteiligten sind jedoch die Praxisanleiter und die Praxisbegleiter der Fachseminare.

Diese Situation muss in der Anleitungssituation ernstgenommen werden. Gerade bei jungen Auszubildenden in den ersten praktischen Ausbildungsteilen. Es stellt hohe Anforderungen an die Lernorte Praxisstelle (in der Regel die Ausbildungseinrichtung = Anstellungsträger) und Fachseminar, die jungen Auszubildenden zu ermuntern, ihren eigenen Standpunkt zu entwickeln und vertreten zu können.

3.2.3 Das Fachseminar: Standortbestimmung

Im aktuellen Altenpflegegesetz heißt es: »Die Gesamtverantwortung für die Ausbildung trägt die Altenpflegeschule … Die Abschnitte des Unterrichts und der praktischen Ausbildung sind inhaltlich und organisatorisch aufeinander abzustimmen. Die Altenpflegeschule unterstützt und fördert die praktische Ausbildung durch Praxisbegleitung …« (AltPflG § 4 (4)).

Und in der Ausbildungs- und Prüfungsverordung finden wir zur Praxisbegleitung: »Die Altenpflegeschule stellt durch Lehrkräfte für die Zeit der praktischen Ausbildung die Praxisbegleitung der Schülerinnen und Schüler in den Einrichtungen sicher. Aufgabe der Lehrkräfte ist es, die Schülerinnen und Schüler durch begleitende Besuche in den Einrichtungen zu betreuen und zu beurteilen sowie die Praxisanleiterinnen und Praxisanleiter zu beraten« (AltPflAPrV, § 2 (3)).

Hier wird nochmals deutlich: Die Federführung der Ausbildung bleibt bei der Ausbildungsstätte; die Praxisstelle trägt erhebliche Verantwortung an der praktischen Ausbildung.

Den Praxisbegleitern der Fachseminare wird eine Beraterrolle zugeschrieben. Die Beraterrolle setzt eine Vertrauensbeziehung voraus. Dies impliziert ein Verständnis des Fachseminars, das **Lernunterstützung** bedeutet und nicht etwa Kontrolle.

Position der Praxisbegleiter

Die Praxisbegleiter sind aufgefordert, sich deutlich zu positionieren. Sie sind:

- stets auf der Suche nach geeigneten Ausbildungseinrichtungen;
- Garanten einer guten Ausbildung;
- Vertreter der Fachtheorie, weil auf dem neuesten Stand der Pflegeforschung und Pflegetechnik;
- Ratgeber der Einrichtungen in pädagogischen Fragen, in Bezug auf die didaktische Umsetzung des theoretisch Gelernten in die Praxis-Realität;
- Ratgeber der Einrichtungen in Pflegefachfragen;
- Ratgeber der Auszubildenden in Problemsituationen mit den Anleitern bzw. Ausbildungseinrichtungen.

Hier sind Konflikte unvermeidbar. In diesem Geflecht bestehen zu können, setzt eine Transparenz der Rolle voraus und kluges Handeln in den Rollensegmenten. Ein Beispiel: Wenn es zu Konflikten zwischen Auszubildenden und Praxisanleitern kommt, und eine Seite die Praxisbegleitung als Vermittler anruft, sollte der Praxisbegleiter nicht vorschnell in eine Entscheidungsrolle schlüpfen, sondern vielmehr den Konflikt zwischen den Beteiligten moderieren. Im Sinne einer Strategie, die Gewinner- und Verlierersein vermeiden hilft.

Auch diese eigentliche Ausgestaltung der Rolle sollte die Praxisbegleitung des Fachseminars allen Beteiligten im Vorfeld transparent machen. Auch hier sind die vorgestellten Konzepte im Hintergrund elementar.

3.3 Phasen im Anleitungsprozess

Der Anleitungsprozess für die Praxisphasen lässt sich grundsätzlich in fünf Phasen einteilen:

1. Vorbereitungsphase
2. Eingewöhnungsphase
3. Erprobungs- und Trainingsphase
4. Etablierungsphase
5. Auswertungs- und Beurteilungsphase

Dies gilt zum einen für die anstellende Einrichtung, an die der Auszubildende vertraglich gebunden ist; zum anderen, wenn er Praxisphasen in anderen Diensten wahrnimmt (z. B. der Altenpflegeschüler, der mit einer stationären Altenpflegeeinrichtung seinen Ausbildungsvertrag geschlossen hat und für Teile seiner Ausbildung in die ambulante Pflege und z. B. in eine geriatrische Fachabteilung eines Krankenhauses wechselt).

In der **Vorbereitungsphase** klären die künftige Praxisanleitung und der Auszubildende die Rahmenbedingungen des Einsatzes ab. Es werden Lernziele miteinander besprochen und ausgehandelt, der Einsatz wird geplant.

In der **Eingewöhnungsphase** werden die Auszubildenden in die Einsatzstelle eingeführt. Sie lernen Bewohner/Gäste oder Patienten und andere Bezugsgruppen kennen; werden mit Tagesablauf und Arbeitsalltag vertraut gemacht. Sie bauen Beziehungen auf.

In der **Erprobungs- und Trainingsphase** steht das Ausprobieren und Trainieren von theoretisch Gelerntem, von Fähig- und Fertigkeiten im Mittelpunkt.

In der **Etablierungsphase** arbeiten Auszubildende unter größtmöglicher Selbstständigkeit im Pflegeteam mit.

In der **Auswertungs- und Bewertungsphase** wird Rückschau gehalten auf das Erlebte und Erlernte. Es wird miteinander bewertet und im Sinne eines Fazits und Ausblicks für den weiteren Lernweg besprochen.

Wiederkehrende Auswertungsgespräche begleiten die gesamte Lernsequenz, dienen der wiederholten Standortbestimmung und ggf. Korrektur des eingeschlagenen Weges.

3.3.1 Vorbereitungsphase

Anregung

Stellen Sie sich als Anleiter zu Beginn folgende Fragen:
- Wen würde ich mir am liebsten zum Auszubildenden auswählen?
- Was sagt das »Bild« der Auszubildenden über sie aus?
- Was sagt das »Bild« der Auszubildenden über mich aus?* (vgl. hierzu von Rotenhan, 1976).

Erinnern Sie sich an Kapitel 2, an die Klischeebilder und den Pygmalioneffekt.

* Vgl. Rotenhan, E. v. (1976). Das Praktikum: ein Wegweiser für Praktikanten, Praxisanleiter, Institutionen und Ausbildungsstätten. München: Kaiser

Wichtig zur Vorbereitung auf den Anleitungsprozess sind somit nicht nur Absprache und Planung in der eigenen Einrichtung, sondern auch die eigene mentale Einstimmung: Welche Erwartungen und Wünsche haben eigentlich Sie an Ihre Auszubildenden? Und, was vermuten Sie: Welche Erwartungen und Wünsche hat ein Auszubildender an Sie als Anleiter? Es ist wichtig, sich darüber im Vorfeld detailliert Gedanken zu machen, um im Erstgespräch (vgl. Kapitel 3.3.2) zu einem Abgleich zu kommen und damit eine transparente Basis des Gesamtprozesses zu entwickeln.

Erwartungen an den Anleiter

Aus meiner Praxis heraus kann ich folgende Wünsche an den Anleiter formulieren:
- Fachliche Kompetenz
- Pädagogische Kompetenz
- Soll ausreichend Zeit haben
- Soll Interesse und Freude an Anleitung und an der Arbeit haben

Darüber hinaus soll die Anleitung
- freundlich und offen,
- mitteilungsfreudig,
- einfühlsam,
- offen,
- kritikfähig,
- gepflegt,
- intelligent,
- geistig flexibel,
- humorvoll,
- menschlich reif,
- visionär

sein.

3.3.1.1 Checkliste für die Aufgaben in der Vorbereitungsphase

Diese Checkliste kann als Anregung gelten. Insbesondere ist sie an die jeweilige Situation in der Einrichtung, mit der der Auszubildende seinen Ausbildungsvertrag hat, anzupassen.

Praxisanleitung – Vorbereitungsphase	
Aufgabe	**erledigt ✓**
Anleitung mit Pflegedienstleitung abgesprochen	☐
Info an Pflegeteam gegeben:	
Name	☐
Ausbildungseinrichtung	☐
Beginn und Länge des Einsatzes	☐
Ausbildungsstand laut Info des Fachseminars	☐
Ungefähre Zielsetzung des Ausbildungsteils	☐
Daten Empfang/Pforte und Personalbüro mitgeteilt	☐
Ungefähren Arbeitsplan entwickeln/vorbereiten	☐

3.3.2 Eingewöhnungsphase

Zu jeder Eingewöhnungsphase gehört ein detaillierter Arbeitsplan, der Thema des Erstgesprächs ist. Dieser Einarbeitungsplan berücksichtigt den individuellen Lernstand des Auszubildenden und die Wahrung der notwendigen Distanz und möglichen Nähe in den sich entwickelnden Beziehungen zwischen Auszubildenden und Bewohnern/Patienten/Gästen.

In der Eingewöhnungsphase wird der Auszubildende die Bewohner, die Kollegen des Pflegeteams und andere Personen und Abteilungen der Einrichtung kennenlernen. Außerdem lernt er die Regeln des Hauses bzw. der Abteilung kennen. Diese Phase dauert rund eine Woche.

Nachfolgend sehen Sie beispielhaft zwei Pläne. Der erste stammt aus dem Bereich einer Sozialstation; der zweite aus einer stationären Einrichtung.

Sozialstation/Ambulanter Pflegedienst

1. Tag:

- Arbeitsbeginn 13.00 Uhr (nach der Tour der Anleiter und der Mittagsbesprechung des Teams).
- Erstgespräch zwischen Anleiter und Auszubildendem nach Checkliste (s. u.); Dauer ca. zwei Stunden.
- Aushändigen schriftlicher Infos (Einrichtungskonzept; verschriftlichte Dienstregelungen …) an Auszubildenden zum weiteren Studium zu Hause.

2. Tag:

- Arbeitsbeginn 07.00 Uhr/Mitfahrt mit der Anleiterin (diese hat ihre Tour neu zusammengestellt, sodass sie mehr Zeit hat als üblicherweise; dies bedeutet Übernahme von Patienten durch andere Kollegen für einen begrenzten Zeitraum).
- Vorstellen der Auszubildenden bei den Patienten.
- Auszubildende hält sich bei Pflegeverrichtungen deutlich im Hintergrund; ist ausschließlich dabei – ohne Hilfestellungen.
- Teilnahme an der Mittagsbesprechung, darin Vorstellen der Teamkollegen.
- Kurze Tagesreflexion.

3./4. Tag:

wie Tag 2

5. Tag:

wie Tag 2
zusätzlich:

- Ausführliche Wochenreflexion und Planung der nächsten Zeit (Erprobungs- und Trainingsphase).

Altenpflegeheim

1. Tag:

- Arbeitsbeginn 10.00 Uhr (nach der Grundpflege), zur Pausenzeit des Pflegeteams (hier auch Arbeitsbeginn des Anleiters, d. h., er arbeitet für eine Woche schichtübergreifend und die Pflegearbeiten sind im Team für diesen Zeitraum neu verteilt worden).
- Vorstellung der Teamkollegen.
- Erstgespräch zwischen Anleiter und Auszubildender nach Checkliste; Dauer ca. zwei Stunden;
- Vorstellung der Bewohner, ggf. Angehörigen etc. im Dabeisein/Mithelfen beim Getränke und Essen verteilen und abräumen, beim Wäsche verteilen etc.
- Teilnahme an der Übergabe.
- Tagesrückblick.
- Arbeitsende gegen 17.00 Uhr.

2. Tag:
wie Ablauf Tag 1 (ohne Erstgespräch)
zusätzlich:

- Vorstellung technischer Geräte,
- Tagesrückblick.

3./4. Tag:
wie Tage 1 und 2
ggf.:

- Einbeziehen in/Dabeisein bei direkten pflegerischen Tätigkeiten unter Absprache/Einverständnis von Bewohnern (z. B. Essen reichen).

Checkliste

Aufgabe	erledigt ✔
Gegenseitige persönliche Vorstellung	☐
Einrichtung mündlich vorgestellt, Organigramm an die Hand gegeben und kurz erläutert	☐
Leitbild/Konzept des Hauses an die Hand gegeben und kurz besprochen	☐
Arbeitsbereich mündlich vorgestellt	☐
Lernzielkatalog besprochen	☐
Gegenseitige Wünsche und Erwartungen geklärt	☐
Kenntnisstand des Auszubildenden geklärt	☐
Orientierung über den Anleitungsprozess in seinen Phasen gegeben	☐
Dienstplanschema besprochen (Dienstzeiten; Pausenregelung)	☐
Dokumentationssystem erklärt	☐
Notrufanlage und Telefonsystem erklärt	☐
Dienstkleidung geklärt	☐
Schweigepflicht geklärt	☐
Information über Ort und Zeit des Dienstbeginns gegeben	☐
Durch die Einrichtung geführt (wenn noch nicht bekannt)	☐
Anmerkung: Ergebnisprotokoll, angefertigt durch die Praxisanleitung (beiden zugänglich gemacht).	

5. Tag:

- Arbeitszeit wie Spätschicht (Anleiter ebenfalls), wie Tage 1 und 2, Teilnahme an Übergabe zur Nachtwache.

Zusätzlich:

- Ausführliche Wochenreflexion und Planung der nächsten Zeit (Erprobungs- und Trainingsphase).[65]

An dieser Stelle sei betont, dass der Anleiter jedes Anleitungsgespräch für sich reflektieren sollte. Hierzu kann die Reflexionsliste Anhaltspunkte liefern

3.3.2.1 Checkliste: Inhalte des Erstgesprächs

Reflexion von Anleitungsgesprächen

- Gesprächssetting (Ort, Zeit, ...) günstig?
- Ausreichend Orientierung (Inhalt, Dauer, ...) gegeben?
- Gesprächsanteile ausgewogen?
- Roten Faden eingehalten?
- Sache, Beziehung, Appell, Selbstoffenbarung, Gesprächsebenen im Blick behalten?
- Kamen Gesprächspausen vor? Wie habe ich sie gedeutet?
- Was sagte mir meine Körpersprache und die meines Gegenübers?
- Blockaden gespürt? Umgang mit Blockaden?
- Nachgefragt, wo es wichtig war? (Tilgungen aufgelöst?)
- Gesprächsinhalt zusammengefasst und gemeinsam Fazit gezogen?
- Hat das Gespräch zur Entwicklung und Festigung einer tragfähigen Anleitungsbeziehung beigetragen?

Erfahrungsgemäß ist es sinnvoll, immer wieder Gespräche im Nachhinein in wörtlicher Rede aufzuschreiben. Dies ist ein wertvolles Reflexionsinstrument, insbesondere dann, wenn die Anleitungsaufgabe noch ungewohnt ist. Probieren Sie es: Wenn Sie sich schon vor dem Gespräch vornehmen, es hinterher wörtlich zu protokollieren, werden Sie bereits mit höherer Aufmerksamkeit das Gespräch führen, Sie werden besonders gut zuhören können, eine Tatsache, auf die bspw. schon Verena Tschudin[66] hingewiesen hat. Abschließend zwei Beispiele für Erstgespräche.

Anregung

Betrachten Sie die Dialoge und Situation und überlegen Sie, wo die Anleitung klug gehandelt hat und an welchen Stellen Fragezeichen angebracht wären.

---

65 Küpper, M. (1998). Unsicher, hilflos, überfordert. In: Altenpflege 1/98. Hannover: Vincentz, S. 36

66 Tschudin 1990, S. 130

Szene 1:

Anleiterin Karla begrüßt Altenpflege-Azubi Thomas. Die Szene spielt sich in einer Sozialstation ab.

Karla: »Guten Morgen, ich bin Karla Stengel, Ihre Praxisanleiterin. Schön, dass Sie da sind. Haben Sie gut hierher gefunden?«

Thomas: »Ja, danke, ging ganz leicht.«

Karla: »Dann setzen Sie sich doch bitte. Ich schlage vor, ich sage Ihnen erst einmal, wie ich mir das jetzt so vorgestellt habe, in Ordnung?«

Thomas: »Ja.«

Karla: »Ja, meinen Namen habe ich Ihnen schon gesagt. Ich habe hier die Funktion der Praxisanleiterin. Ich bin zurzeit dafür auch in einer Weiterbildung. Deswegen kann es sein, dass auch noch nicht immer alles genauso klappt, wie ich mir das vorstelle. Wir probieren es einfach mal, ja? Ich werde also die ganze Zeit Ihre Anleiterin sein. Sie werden auch mit mir die Einsätze fahren, sodass Sie die Patienten kennenlernen werden und wenn Fragen auftauchen oder sonstige Sachen sind, können Sie direkt Bescheid sagen.«

Thomas: nickt

Karla: »Sie haben sicherlich Fragen.«

Thomas: »Ja, wie sind denn hier die Dienstzeiten?«

Karla: »Sie machen die erste Zeit mit mir den Frühdienst, Wochenenddienst auch, so drei bis vier Wochen, bis Sie sich ein bisschen eingearbeitet haben. Dann gehört auch der Abenddienst dazu, das kommt auf die Anzahl der Patienten an. Dann möchte ich noch von Ihnen wissen: Sie sind Altenpflegeschüler?«

Thomas: »Ja, viertes Praktikum.«

Karla: »Ah ja.«

Thomas: »Sozialstation ist ganz neu für mich.«

Karla: »Ah ja, also ein ganz neuer Bereich für Sie. Gut. Ich habe mir ein paar Notizen gemacht zu den Dingen, die ich mit Ihnen besprechen möchte.« (Bericht über die Mitarbeiter und die angebotenen Dienstleistungen; über Anleitungsphasen etc. s. Checkliste)

Thomas: »Dann habe ich noch meine Mappe vom Fachseminar mitgebracht.«

Karla: »Oh, schön, dass Sie die direkt mitgebracht haben. Da gucken wir dann später noch ausführlich rein.«

Thomas: »Ja.«

Karla: »Dann möchte ich Ihnen über den groben Ablauf der Arbeit hier in der Sozialstation erzählen.« (Karla erläutert Themen wie Dienstkleidung, Arbeitsmaterialien, etc.) »Den Anforderungskatalog haben wir schon. Dann gebe ich Ihnen noch ein Merkblatt über die Schweigepflicht, das Sie mir bitte später wieder unterschrieben zurück geben.« (Erläutert die Regelungen.)

»Zum Praktikumsablauf: Da mache ich das meistens so: Ich nehme Sie mit zum Patienten. Im Auto stelle ich Ihnen den Patienten zunächst grob vor: Name, Alter, Krankheitsbild. In der Wohnung stelle ich Sie dann vor. Ich bitte Sie, sich dann auch zunächst einmal zurückzuhalten, auch Abstand zu wahren. Ist ja sicherlich verständlich für Sie. Sie möchten es nicht, wenn sofort ein Fremder so nah an sie herankommt.«

Thomas: nickt

Karla: »Wenn irgendwelche Fragen auftauchen, dann möchte ich, dass Sie hinterher fragen, nicht, wenn der Patient dabei ist, im Nebenzimmer oder dann im Auto.«

Thomas: nickt

Karla: »In der ersten Woche fahren Sie mit und Sie werden erst mal zuschauen, vielleicht auch ein wenig Gespräche führen, je nachdem, wie Sie dazu bereit sind und wie die Patienten dazu bereit sind.
In der zweiten Woche können Sie bei verschiedenen Dingen helfen, z. B. bei der Mobilisation. Und in der dritten Woche, wenn Sie sich dazu befähigt fühlen, können Sie selbstständig arbeiten, aber unter Aufsicht. Sie werden nicht allein sein, ich bin immer dabei.«

Thomas: nickt

Karla: »Wenn Sie länger brauchen, oder wenn Sie nach drei Tagen sagen: »Das dauert mir zu lange!«, dann überlegen wir neu, welche Verrichtungen Sie vielleicht schon früher übernehmen können, z. B. Waschwasser bereit stellen und wechseln oder Ähnliches. Das steht Ihnen frei.«

Thomas: nickt

Karla: »Was auch noch wichtig ist, ist, dass Sie den Patienten keine Empfehlungen geben, z. B.: »Meine Oma nimmt aber die oder die Salbe!«. Denn wir haben Patienten, die wir schon seit drei oder vier Jahren pflegen: Da wissen wir sicher am besten Bescheid, was wir haben und was gut ist.«

Thomas: nickt

Karla: »Dann möchte ich in den ersten Tagen direkt nach der Tour mit Ihnen ein erstes Reflexionsgespräch führen über Ihren Eindruck und meinen Eindruck, was offen ist usw. Dann noch mal ein Gespräch nach einer Woche.«

Thomas: nickt

Karla: (erläutert Pausenregelungen) »Ich zeige Ihnen gleich noch die Station. Haben Sie jetzt im Moment noch Fragen?«

Thomas: schüttelt den Kopf

Karla: »Sie können Fragen auch später stellen. Vieles ergibt sich ja auch erst aus der direkten Situation, wenn man unterwegs ist. O.K.
Wie ist es so bei Ihnen, mit Erwartungen, mit Wünschen, haben Sie sich dazu schon Gedanken gemacht?«

Thomas: »Ja, dass ich ziemlich selbstständig arbeiten kann, auch, dass ich nachfragen kann, …«

Karla: »Ich habe mir auch Gedanken gemacht bezüglich Erwartungen und Wünschen. Ich möchte, dass Sie offen sind, dass Sie Spaß haben an der Arbeit, alte und kranke Menschen zu pflegen, dass Sie sich hineindenken können, dass Sie ehrlich sind, dass Sie Kritik geben und nehmen können, und wenn ein Problem aufgetaucht ist, dass Sie das dann auch direkt sagen.«

Thomas: nickt

Karla: »Wenn Sie etwas nicht verstanden haben, fragen Sie nach, auch wenn ich etwas fünfmal erklären muss, das ist egal. Mir ist es lieber, Sie verstehen es richtig und sagen nicht: »ja ja«, und im Endeffekt haben Sie es doch nicht richtig verstanden.«

Thomas: nickt

Karla: »Ich denke, dann sollten wir jetzt auch einen Termin machen fürs Zwischengespräch, später dann für das Endgespräch, wo wir die Beurteilung machen. Und für den ersten Tag sollten wir dann sagen: So zehn vor sieben hier vor der Station, geht das?«

Thomas: »Ja, das geht.«

Karla: »Wenn Sie jetzt noch Wünsche haben, oder etwas loswerden möchten ...«

Thomas: »Nein, im Moment nicht.«

Karla: »War sicher ziemlich viel auf einmal, nicht?«

Thomas: »Ja.« (Beide lachen)

Karla: »Ich gebe Ihnen noch einiges an schriftlichem Material mit. So können Sie vieles nachlesen.
Dann bedanke ich mich, dass Sie da waren und sage: »Tschüss bis morgen früh – ich freu mich drauf.«

Thomas: »Ja, tschüss bis morgen!«

In der Analyse werden Sie mir vielleicht zustimmen: Die Punkte aus der Checkliste sind im Wesentlichen drin. Auffällig ist, dass Thomas sehr still ist. Hat Karla ihn »tot« geredet oder ist er einfach ein – zumindest in der Anfangsphase – ein stiller Lerner? Sollte sich in Folgegesprächen dieser Eindruck stabilisieren, könnte Karla versuchen, ihn herauszufordern, indem sie sein Stillsein thematisiert, auch Gesprächspausen zulässt und sich selber bremst.

Oft ist es so, dass wir versuchen, das Gespräch in Gang zu halten. Wir überlegen krampfhaft, was wir sonst noch sagen können, werden nervös und kommen ins »Rödeln«. Wichtig ist deshalb: Inne halten, sich selbst beruhigen, Gesprächspausen zulassen, sich selbst und dem Gegenüber Raum zum Nachdenken lassen.

Diese Punkte bekommen besonderes Gewicht, wenn belastende Erlebnisse aus dem Bereich der Tabuthemen das Anleitungsgeschehen bestimmen.

Die folgende Szene überlasse ich Ihrer Analyse:

Szene 2:

Schwester Monika begrüßt Altenpflege-Azubi Sabine. Die Szene spielt sich im Stationszimmer einer solitären Kurzzeitpflegeeinrichtung ab. Es ist 10.00 Uhr morgens.

Monika: »Guten Morgen, ich bin Schwester Monika, Ihre Praxisanleiterin. Ich begrüße Sie sehr herzlich hier bei uns in der Kurzzeitpflege. Ich bin seit drei Jahren hier als Krankenschwester. Ich würde sagen, wir fangen hier zunächst 'mal mit einer Führung durch die Einrichtung an.«

Im Verlauf des Führens durch den Wohn-/Pflegebereich stellt Monika die momentanen Gäste der Kurzzeitpflege vor. Anschließend treffen sie sich zum weiteren Gespräch wieder im Stationszimmer. Monika erläutert Sabine ihre Erwartungen in Bezug auf den Umgang mit den Gästen (Anrede, Höflichkeit usw.), gibt Hinweise zur Schweigepflicht und zu anderen allgemeinen Dienstregelungen. Sie erläutert Sabine, dass ihr Dienstbeginn anfangs um 10.00 Uhr ist. Monika begründet dies im Rückgriff auf das Modell der Sozialen Distanzen.

Monika: »Welche Erwartungen haben denn Sie, Sabine, an den praktischen Einsatz bei uns?«

Sabine: »Ich bin zum ersten Mal in einer solitären Kurzzeitpflege – bisher war ich ausschließlich in der vollstationären Altenhilfe. Wie Sie wissen, ist ja das APH St. Marien mein eigentlicher Ausbildungsbetrieb. Und von der Theorie her, die wir gerade in der Schule durchnehmen, wäre es schön, wenn ich hier die praktische Arbeit mit Sonden kennenlernen könnte. Auch die Handhabung von verschiedenen Verbänden ist mir wichtig, sodass ich meinen Wissensstand insgesamt erweitere.«

Monika: »Wir haben hier viele Bewohner, sodass Sie eine Menge lernen können, auch im Gebrauch von Sonden. Auch von den Krankheitsbildern her wird es sicherlich interessant für Sie sein.«

Sabine: »Wie ist das eigentlich mit der Dienstkleidung hier? Kann ich eigene Sachen anziehen, oder …?«

Monika: »Sie müssen Ihre eigene Dienstkleidung mitbringen. Wir legen Wert darauf, dass es sauber und ordentlich ist. Sie können eine weiße Hose anziehen, dazu ein T-Shirt, ein Namensschild bekommen Sie von uns. Dann würde ich vorschlagen, machen wir jetzt schon einen Termin fest für ein Gespräch nach einer Woche, um die ersten Tage dann miteinander zu reflektieren. Dann werden wir auch noch 'mal Zeit dazu haben, zu gucken, welche Wünsche Sie vielleicht noch haben, welche Erwartungen gewachsen sind usw.«

Damit endet das erste Gespräch zwischen der Anleiterin Monika und der Altenpflegeschülerin Sabine.

3.3.3 Erprobungs- und Trainingsphase

Nach gut einer Woche beginnt die Erprobungs- und Trainingsphase. Vorher findet das ausführliche Reflexionsgespräch statt, das ebenfalls mit einem Ergebnisprotokoll dokumentiert werden sollte.

Übung

Analysieren Sie das folgende Reflexionsgespräch nach einer Woche:

Eine Szene aus der Sozialstation nach einer Woche Einsatz. Maike, Praxisanleiterin, sitzt zusammen mit Susanne, einer 17-jährigen Altenpflegeauszubildenden.

Maike: »Wie fühlen Sie sich denn jetzt?«

Susanne: »Das war schon eine Unmenge ...«

Maike: »Und wie kamen Sie mit der Art, der Vorgehensweise, wie ich Sie eingeführt habe, zurecht?«

Susanne: »Ich weiß gar nicht so genau, was ich erwartet habe. Die ambulante Pflege war völlig neu für mich. Ich hatte mir vieles ganz anders vorgestellt. Da habe ich schon ganz viel mit Ihnen erlebt ...«

Maike: »Das war jetzt ja auch nicht Ihr erster Praxiseinsatz, aber in einem anderen, fremden Bereich. ... Ich hatte den Eindruck, unsere Vorgehensweise war richtig, im richtigen Tempo.«

Susanne: »Ja, ich fühle mich hier gut aufgehoben. Ich habe auch den Eindruck, dass man hier in der ambulanten Pflege etwas mehr Zeit hat.«

Maike: »Ja, wir haben hier wirklich mehr Zeit. Das liegt aber auch daran, dass wir die Tour etwas umgestellt haben. Sie sollen ja langsam eingeführt werden, nicht die Schwerstpflegebedürftigen sofort kennenlernen, nicht zu viele auf einmal, nicht sofort zu stark in die Intimsphäre eindringen. Darüber hatten wir ja auch gesprochen.«

Susanne: »Ja.«

Maike: »Das wird in der kommenden Woche schon ein wenig anders werden. Bis jetzt haben wir Verbände gewechselt ...«

Susanne: »Da ist natürlich auch vieles nicht so, wie man das in der Schule lernt, z. B. in puncto Hygiene.«

Maike: »Ja, das ist ein heikler Punkt. Ich bemühe mich zwar auch immer wieder. Zu Hause ist man nicht so genau wie im Krankenhaus zum Beispiel. Aber: ich freue mich, wenn Sie das so sagen, sprechen Sie mich ruhig direkt an, wenn Ihnen so etwas auffällt, wir gucken dann, was vielleicht sinnvoll zu verändern ist. Gut. Was ich bei Ihnen gut finde, ist Ihre Kontaktfreudigkeit ... (eine längere Passage des Feedbacks) ... Ich denke, Sie haben sehr vielseitige Interessen. Kann es sein, dass es Ihnen manchmal nicht schnell genug geht?«

Susanne: »Sie meinen, dass ich zu schnell bin? Ich versuche immer, so viel wie möglich an Informationen auf einmal zu bekommen. Ich möchte am liebsten alles immer sofort und gleich können.«

Maike: »Im Prinzip ist das ja wunderbar. Und ich glaube, damit kommen wir gut zurecht.«

3.3.3.1 Checkliste Zwischenauswertung

Vorab: Vereinbarung: Ort, Zeit, voraussichtliche Dauer und Ziel des Gesprächs	
Aufgabe	**erledigt ✔**
Orientierung: gemeinsame Definition der Situation	☐
»Wo stehen wir beide?«	☐
Befindlichkeit Azubi	☐
Befindlichkeit PAL	☐
Wiedererinnerung an Lernziele	☐
Wiedererinnerung an gegenseitige Erwartungen	☐
Erfüllung, Enttäuschungen (Lernziele, gegenseitige Erwartungen; Erwartungen des FSA, übergeordnete Lernziele)	☐
Gegenseitige positive/negative Kritik	☐
Besondere Probleme und Umgang: • Azubi – Praxisanleitung • Azubi – Team – Kollegen • Azubi – Bewohner/Patienten/Gäste • Azubi – Angehörige • Azubi – Ärzte • Azubi – Besuchsdienste • – Azubi – ...	☐ ☐ ☐ ☐ ☐ ☐ ☐ ☐
Detailplanung zweite Hälfte des praktischen Ausbildungsteils (Etablierungsphase);	☐
Gegenseitige Wünsche und »Was du noch loswerden möchtest ...«	☐
Zusammenfassung und Feedback zum Gespräch.	☐
Nachbereitung: Eigenreflexion	☐
Anmerkung: Ergebnisprotokoll, angefertigt durch Azubi (beiden zugänglich gemacht).	

In der Erprobungs- und Trainingsphase stehen nun die Lernziele im Mittelpunkt. Gemäß den Stufen des Lernens (vgl. Kapitel 2.2.2) erfolgt die Umsetzung der im Fachseminar gelernten theoretischen Inhalte in den Schritten Zusehen, Assistenz, Übernahme von Teilaufgaben und selbstständige Übernahme.

Die Auszubildenden arbeiten nun jeweils in der Schicht ihrer Anleiter. Tägliche Zwischenreflexionen sind nicht mehr geplant, sie entstehen spontan bzw. bei Bedarf.

Gegen Ende dieser Phase, die etwa in der Mitte des berufspraktischen Einsatzes liegt, erfolgt die **Zwischenauswertung**. Dieses Gespräch muss wiederum gut geplant und strukturiert sein.

In der Zwischenauswertung werden die noch offenen Lernwünsche und Erwartungen ausgetauscht. Sie fließen in das weitere Lernarrangement ein und bilden die Grundlage für die Etablierungsphase. In diese Zeit fällt auch der Praxisbesuch der Praxisbegleitung des Fachseminars.

3.3.4 Etablierungsphase

In der Etablierungsphase haben die Auszubildenden die Möglichkeit, relativ selbstständig zu arbeiten. Sie vertiefen ihre praktischen Fertigkeiten, stehen dabei aber weiterhin im Austausch mit ihren Praxisanleitern und auch mit den anderen Kollegen des Pflegeteams.

Eine kleine Einschränkung ist hier für den Bereich der Sozialstationen zu machen: Auszubildende fahren niemals allein zu Patienten; die Praxisanleiter sind immer dabei, wenn auch im Hintergrund.

3.3.5 Abschluss- und Beurteilungsphase

Die Abschlussphase beginnt etwa eine Woche vor dem Ende des jeweiligen praktischen Ausbildungsabschnitts. Die Aufgaben, die nun zu bewältigen sind, sind zunächst die gemeinsame Beurteilung und danach die Lösung der Beziehungen zu den Bewohnern bzw. Patienten/Gästen (und Angehörigen …).

Das Beurteilungsgespräch sollte nicht am letzten Tag stattfinden, sondern zu Beginn der Abschlusswoche. So kann es ohne Zeitdruck verlaufen und es können ggf. Korrekturen am Bewertungsbogen vorgenommen bzw. Denkpausen eingelegt werden.

Die zweite wichtige Aufgabe, die Lösung der Beziehungen, insbesondere zu den Bewohnern/Gästen/Patienten, sollte ebenso bewusst geplant werden. Hier bieten sich ritualisierte Formen an. Vielleicht ist neben der persönlich-individuellen Verabschiedung ein kleines Kaffeetrinken im Wohn- und Pflegebereich möglich. Letzteres ist selbstverständlich im Arbeitsfeld Sozialstation nicht möglich.

3.3.5.1 Checkliste Endauswertung und Beurteilung

Zu dieser Checkliste sollten die Bögen der Fachseminare hinzugezogen werden:

Aufgabe	erledigt ✔
Orientierung zu Ort, Zeit, voraussichtlicher Dauer und Ziel des Gesprächs;	☐
Definition der Situation;	☐
Befindlichkeit (von Azubi und PAL);	☐
Erfüllung/Nicht-Erfüllung/teilweise Erfüllung von Lernzielen;	☐
Freuden und Enttäuschungen;	☐
Gegenseitige positive und negative Kritik;	☐
Ggf. Wiedererinnerung an Konflikte und Umgang damit;	☐
»Was du noch loswerden willst«;	☐
Fazit/Ausblick/Wegweiser für den nächsten praktischen Ausbildungsabschnitt;	☐
Sichtweise – Berufsbild;	☐
Zusammenfassung und Feedback;	☐
Verabschiedung, evtl. Geschenk (am letzten Tag);	☐
Anmerkungen: Ergebnisprotokoll, angefertigt durch AZUBI, beiden zugänglich; Ausfüllen des Bewertungsbogens durch Praxisanleitung, unterschrieben von beiden; Eigenreflexion der Anleitung.	

Reflexion

Praxisanleitung konkret: Wo stehe ich – Wo steht unsere Einrichtung?

1. Wenn Sie Anleiter sind:
   - Wie beurteilen Sie zurzeit das Anleitungsgeschehen in Ihrer Einrichtung?
2. Wenn Sie in einer Ausbildungsstätte arbeiten:
   - Wie beurteilen Sie zurzeit das Anleitungsgeschehen in den mit Ihnen kooperierenden Einrichtungen?
   - Was ist Ihr Anteil an Verbesserung?
3. Wenn Sie Auszubildender sind:
   - Wie erleben Sie die Einrichtungen bzw. Einrichtungsbereiche, in denen Sie Ihre praktischen Ausbildungsteile absolvieren – sowohl bei Ihrem Anstellungsträger als auch darüber hinaus – und wie erleben Sie sich selbst, insbesondere im Aspekt Veränderung/Verbesserung von Anleitung, falls Sie unzufrieden sind? In Kapitel 1.1 wurde gezeigt, dass die Anleitung in das Leitbild einer Einrichtung gehört (z. B. als Teil der Indirekten Pflege nach Krohwinkel). Was gehört nun zum Thema Anleitung in ein Qualitätshandbuch der Einrichtung?

Hier eine Gliederungsanregung zum Weiterdenken:

1. Grundsätzliches: Anleitung bedeutet für uns im Haus N.N.: ...;
2. Grundsätze zur Beziehungsgestaltung im Haus N.N.;
3. Abteilungen/Mitarbeiter, die am Anleitungsprozess beteiligt sind;
4. Einordnung der Praxisanleitung ins Organisationsgefüge;
5. Kompetenzprofi l von Anleitern:
   - Fachliche Kompetenzen
   - Pädagogische Kompetenzen
6. Der Anleitungsprozess in seinen Phasen im Haus N.N.
   Anmerkung:
   »Haus« steht exemplarisch für die Einrichtung der stationären oder teilstationären Einrichtung der Altenhilfe.

4 DAS AUFGABENFELD EINARBEITUNG

4.1 Phasen im Einarbeitungsprozess

Den Einarbeitungsprozess neuer Mitarbeiter im Pflegebereich habe ich analog dem Praxisanleitungsprozess gegliedert. Hier ist jedoch eine Unterscheidung zu treffen: Neue Kollegen, die als examinierte Fachkräfte in die Einrichtung kommen, durchlaufen nicht die dritte Phase (Trainingsphase). Bei ihnen springt der Prozess von der Eingewöhnungs- direkt in die Etablierungsphase. Davon wird geringfügig abgewichen, wenn in der Einrichtung nach Standards gearbeitet wird, die den neuen Kollegen gänzlich fremd sind. Dann durchlaufen die neuen Kollegen auch eine Trainingsphase, die allerdings kürzer ist als bei Auszubildenden.

Im Übrigen sind viele Aspekte aus dem vorhergehenden Kapitel übertragbar, wenn auch mit leichten Modifikationen. So beschränke ich mich auf die zusätzlichen bzw. anderen Aspekte bei der Einarbeitung und verzichte auf Gesprächsbeispiele.

Übernommen werden – wenn auch modifiziert:
- Leitfaden zum Erstgespräch
- Leitfaden für die Zwischenauswertung
- Reflexionsliste nach Gesprächen

Grundsätzliches zur Einarbeitung

Einarbeitung bedeutet:
- fachliche Inhalte vermitteln;
- organisatorische Abläufe kennenlernen;
- Integration in ein bestehendes soziales Feld sicher stellen;
- vertraut werden mit den Regeln der Einrichtung.

4.1.1 Vorbereitungsphase

Die Situation der Einarbeitung wird im Folgenden im Wesentlichen am Beispiel der stationären Altenhilfe behandelt. Für andere Einrichtungen (Sozialstation/ambulanter Pflegedienst, Kurzzeitpflege, Tagespflege usw.) sind analoge Regeln zu entwickeln (s. u. Reflexionsteil).

Halten wir uns zunächst vor Augen, mit welchen Bedürfnissen und Erwartungen ein neuer Kollege in eine Einrichtung kommt. Stroebe & Stroebe[67] haben folgende Tabelle (vgl. Tabelle 5) der Erwartungen neuer Mitarbeiter aufgestellt, die sie auf der »Gegenseite« mit Erwartungen der Einrichtung ergänzt haben. Hierbei muss der ökonomische Aspekt durchaus ins Auge gefasst werden. Neue Mitarbeiter zu gewinnen und sie in den Betrieb zu integrieren, ist eine hohe Investition. Und wie König treffend formuliert: »Je nachdem … wie gut ein(e) MitarbeiterIn eingearbeitet war, hat sich diese Investition rentiert oder nicht.«[68] Stroebe & Stroebe sprechen vom »jungen Mitarbeiter«. Ob sie auch diejenigen meinen, die in fortgeschrittenerem Alter in die Einrichtung eintreten oder den Arbeitsplatz wechseln?

Im Vorfeld der Einarbeitung

Im Vorfeld der Einarbeitung neuer Mitarbeiter müssen Sie sich neben den allgemein formulierten Erwartungen mit folgenden Punkten befassen:

- Dynamik innerhalb des Pflegeteams
- Verteilung der Rollen für den Einarbeitungsprozess
- Erstellung eines Standards zur Vermittlung von Gegebenheiten, Regeln und Handlungsweisen, die in der Einrichtung gelten bzw. praktiziert werden

Tabelle 5: Erwartungen von jungen MitarbeiterInnen und der Organisation

Was erwartet der junge Mitarbeiter?		Was erwartet die Organisation?
Wichtige Erwartungen	**Nicht so wichtige Erwartungen**	
• Eine Perspektive haben, Entwicklung, Förderung persönliche Eigenverantwortung, eigene Fähigkeiten unter Beweis stellen • Herausforderung und Risiko • Kreativ und originell sein dürfen • Status und Prestige • Etwas Wichtiges tun und von anderen anerkannt werden • Gute Bezahlung	• Führung ausüben • Wenig beaufsichtigt und beraten werden • Möglichkeit, anderen helfen zu können • Sichere Zukunft	• Fachliche Kompetenz • Realität im Betrieb anerkennen • Ideen haben und »verkaufen« können • Teamfähigkeit • Loyalität und Verantwortungsbewusstsein • Persönliche Integrität • Standfestigkeit • Lernfähigkeit und Lernbereitschaft • Gute Leistung.

67 Stroebe, R.W. & Stroebe, G.H. (1997). Motivation. 7. Aufl. Heidelberg: Sauer, S. 74

68 König, E. M. (1998). Einarbeitung neuer MitarbeiterInnen. In: Kämmer, K. & Schröder, B. (Hrsg.) (1998). Pflegemanagement in Alteneinrichtungen. Grundlagen für Konzeptentwicklung und Organisation. 3., überarb. und erw. Aufl. Hannover: Schlütersche, S. 72

4.1.1.1 Die Dynamik innerhalb des Pflegeteams

Sie wissen und erleben es selbst immer wieder: Ein Arbeitsteam durchläuft Phasen. Zunächst orientieren Sie sich miteinander und aneinander, tasten sich ab; gucken, ob Sie wohl so sein dürfen, wie Sie es sind oder wie Sie sein möchten; gehen sehr vorsichtig miteinander um. In einer späteren Phase können durchaus »die Fetzen fliegen«. D.h. die Mitarbeiter reiben sich aneinander; stellen Verhaltensweisen in Frage; möglicherweise rivalisieren sie untereinander. Sie finden ihre je spezifische Rolle im Team und etablieren gemeinsame Regeln des Miteinander Umgehens.

So bilden sich – vorausgesetzt der Prozess verläuft positiv– mit der Zeit vertrauensvolle Beziehungen untereinander. Die Mitarbeiter spielen sich aufeinander ein. Jeder kennt die besonderen Begabungen des anderen. Das Team weiß dies zu nutzen und gezielt einzusetzen. Genauso kennen sie untereinander ihre Schwachpunkte, die im Miteinander ausgeglichen werden. Das Team entwickelt eine gemeinsame Arbeitsphilosophie mit gemeinsamen Zielen. So lässt sich in Kürze – und idealtypisch – die Teamentwicklung darstellen. Die Phasen werden von verschiedenen Autoren teilweise unterschiedlich überschrieben; inhaltlich stimmen sie in der idealisierten Entwicklungslinie überein.

Ein Klassiker sind Francis & Young[69], die wie folgt einteilen:

- Phase 1: Testphase
- Phase 2: Nahkampfphase
- Phase 3: Organisierungsphase
- Phase 4: Verschmelzungsphase.

Francis & Young regen an, die eigene Teamanalyse mittels einer sogenannten Team-Entwicklungs- Uhr vorzunehmen. Dazu wird ein Kreis wie ein Zifferblatt mit Stundeneinteilung aufgemalt. Zusätzlich werden Quadranten eingezeichnet. Also: von 12 bis 3 Uhr, von 3 bis 6 Uhr usw.

Im ersten Quadranten steht die Testphase mit den Aspekten »höflich, unpersönlich, gespannt, vorsichtig«.

Quadrant zwei ist die Nahkampfphase mit den Attributen »unterschwellige Konflikte, Konfrontation der Person, Cliquenbildung, mühsames Vorwärtskommen, Gefühl der Ausweglosigkeit«.

---

69 Vgl. Francis, D. & Young, D (2002). Mehr Erfolg im Team. Ein Trainingsprogramm mit 46 Übungen zur Verbesserung der Leistungsfähigkeit in Arbeitsgruppen. Hamburg: Windmühle

Quadrant drei ist die Organisierungsphase mit »Entwicklung neuer Umgangsformen, Entwicklung neuer Verhaltensweisen, Feedback, Konfrontation der Standpunkte« und der letzte Abschnitt ist für die Verschmelzungsphase reserviert mit »ideenreich, flexibel, offen, leistungsfähig, solidarisch und hilfsbereit«.[70]

Darüber hinaus werden in der Teamentwicklungsliteratur Rollen beschrieben, die idealerweise in Teams verteilt bzw. von den einzelnen Teammitgliedern besetzt sind.

Czichos[71] referiert bspw. Meredith Belbin[72], der Management-Teams beobachtet hat und zunächst acht solcher Teamrollen herausfilterte. Zum leichteren Verstehen können folgende »Übersetzungen« hilfreich sein:

1. Plant: Der Pflanzer, Ideenbringer, Neuerer
2. Resource Investigator: Der, der nach den Hilfsmitteln sucht, der Wegbereiter
3. Shaper: Der Gestalter/der Former, der Macher
4. Chairman: Der »Chef«
5. Teamworker: Der Gruppenpfleger, der Teamarbeiter
6. Company Worker: Das »Arbeitstier«, der »Mannschaftsspieler«, der Umsetzer
7. Monitor Evaluator: Der sachliche, überwachende Bewerter, der Beobachter
8. Completer Finisher: Der »Perfektionist«[73]

Später nahm Belbin dann noch eine neunte Rolle hinzu, die des Experten. Wie Czichos bemerkt, sind alle Rollen wichtig für exzellente Teams. Beziehen Sie dieses Modell doch einmal auf sich selbst bzw. auf Ihr Arbeitsteam: Wer im Team (in Ihrem Team) ist die Pflanze, der Ideengeber und wer entwickelt die Einfälle, was und wen man dazu braucht, Ideen umzusetzen?

Wer ist derjenige, der den Prozess vorantreibt und wem ist besonders das Klima im Team wichtig, sodass er sich darum kümmert und dabei die Individuen nicht aus dem Blick verliert? Wer ist oder wer sind die Arbeitspferde, die anpacken und auch für andere arbeiten?

Wer ist derjenige, der die Abläufe im Blick hält, sie ggf. korrigiert und Prozesse effektiv macht?

Wer findet fehlende Details, sodass Projekte/Arbeitsaufgaben wirklich zum Abschluss gebracht werden?[74]

---

70 Francix & Young 2002, S. 173; vgl. auch Lumma, K. (1994): Die Teamfibel. Hamburg: Windmühle, S. 174
71 Czichos, R. (1991). Coaching = Leistung durch Führung. München: Reinhardt, S. 2676
72 Belbin, M. (1986). Management Teams. Why they Succeed or Fail. London: Heinemann
73 Vgl. auch Akademie für Führungskräfte 2002
74 Vgl. Czichos 1991

Tabelle 6: Teamrollen und ihre Aufgaben

Typ	Typisches	Positive Seiten	Erlaubte Schwächen
Plant (PL)	Individualistisch, unorthodox	Genial, intellektuell, breites Interesse und Wissen	Hoch in den Wolken, übersieht praxisnahe Details, bricht die Regeln
Resource Investigator (RI)	Extrovertiert, enthusiastisch, neugierig, kommunikativ	Kontaktfähig, explorativ, nimmt Herausforderungen	Verliert schnell das Interesse, wenn die Anfangsfaszination vorüber ist
Shaper (SH)	Dynamisch, geht ganz aus sich heraus	Gegen Ineffektivität und Langeweile, Ja- Sager und Selbsttäuschung, bündelt und fokussiert Ideen	Provoziert, irritiert, ungeduldig
Chairman (CH)	Ruhig, voller Selbstvertrauen	Erkennt die Beiträge aller ohne Vorurteil an, starke Zielorientierung	Normale Intelligenz und Kreativität
Teamworker (TW)	Sozial-/menschenorientiert, sensitiv, rücksichtsvoll	Reagiert auf Menschen und Situationen, fördert den Teamgeist	In Krisensituationen entscheidungsschwach
Company Worker (CW)	Konservativ, pflichtbewusst, vorhersagbar	Organisationstalent, praktisch, selbstdiszipliniert, harter Arbeiter	Eher unflexibel, springt nicht auf neue Ideen an
Monitor Evaluator (ME)	Nüchtern, wenig emotional, bedächtig	Hält fest, urteilt, unterscheidet	Eher wenig inspirierend, kann wenig motivieren
Completer Finisher (CF)	Ordentlich, ängstlich, bedacht, detailverliebt	Perfektionistisch, führt Dinge zu Ende	Kümmert sich auch um die unwichtigsten Details, lässt nicht gerne los

Diese theoretischen Grundlagen machen es deutlich: Wenn ein Teammitglied ausscheidet und/oder eine neue Person hinzukommt, wirkt sich dies zwangsläufig auf das ganze System »Team« aus. Die Gesamtgruppe, die zwar im Wesentlichen die alte geblieben ist, durchläuft wiederum die Teamentwicklungsphasen. Schließlich kennen die alten Mitarbeiter den Neuen noch nicht und umgekehrt.

Daneben werden die Rollen unter Umständen neu »gemischt«. Nehmen wir einmal an, Sie haben zwei ausgeprägte Begabungen: Sie sind bspw. ein ausgeprägter Teamworker (TW) und Completer Finisher (CF). Auf Grund der bisherigen Konstellation in Ihrem Arbeitsteam leben Sie die TW-Rolle in starker Ausprägung, da sie sonst von keinem anderen besetzt ist. Nun scheidet eine Mitarbeiterin aus und eine neue kommt, die offenbar ebenso die besondere Begabung besitzt, für gutes Klima zu sorgen. So können Sie selbst diese Rolle ein Stück aufgeben und sich eher Ihrer zweiten Ausprägung zuwenden, der Completer-Finisher-Rolle.

Möglicherweise entstehen so insgesamt neue Konstellationen. In jedem Fall kommt eine (neue) Dynamik auf. Wichtig für alle ist, um diese Dynamik zu wissen und sie als normal anzusehen. Der Teamleitung (Wohn- und Pflegegruppenleitung) kommt hier die wichtige Rolle der Steuerung zu. Sie kann zu Vertrauen ermuntern, Sicherheit garantieren, in Konflikten vermitteln.

Sie kann das Team zum Thema machen, indem sie etwa zur Diskussion untereinander anregt zu Fragen wie:

- Was seht Ihr als wesentlich für gute Teamarbeit an?
- Wann ist ein Team erfolgreich? Wann sind wir erfolgreich?
- Wann ist ein Team nicht erfolgreich? Wann schlagen wir fehl?
- oder in Anregung an Francis/Young: »Wieviel Uhr ist es in unserem Team?«
- etc.

Fazit

Im Allgemeinen ist ein Team insbesondere dann erfolgreich, wenn

- Arbeitsziele klar definiert sind;
- eine entspannte Atmosphäre herrscht;
- ein gemeinsamer Nutzen vorhanden ist;
- Entscheidungen überwiegend gemeinsam getroffen werden;
- die Gruppenmitglieder motiviert und engagiert sind;
- Konflikte offen und konstruktiv ausgetragen werden;
- alle Gruppenmitglieder offen ihre Meinung äußern;
- zielgerichtet und sachbezogen diskutiert wird;
- die Teamleitung die Vermittlerfunktion aufnimmt;
- Ideen/Maßnahmen anderer Gruppenmitglieder aufgegriffen werden.

4.1.1.2 Verteilung der Rollen im Einarbeitungsprozess

Die Einarbeitung im Pflegebereich vollzieht sich arbeitsteiliger als der Anleitungsprozess. Die leitende Pflegefachkraft (Pflegedienstleitung) ist hauptverantwortlich, denn sie sichert den Rahmenvertrag der Einrichtung ab. Sie ist verantwortlich für die Pflegequalität nach SGB XI (Pflegeversicherungsgesetz).

Die Einarbeitung delegiert sie in der Regel an die Wohn- und Pflegebereichsleitung des Teams, in dem die neue Mitarbeiterin eingesetzt wird. Diese wiederum setzt in Zusammenwirken mit der Pflegedienstleitung einen Mentor (in manchen Einrichtungen auch »Pate« genannt) ein, der dem Neuen im konkreten, täglichen Arbeitsprozess zur Seite steht (fachlich und organisatorisch).

Checkliste »Einarbeitung«

Aufgabe	erledigt ✔ Datum	Handz. Mentor/in	Handz. MA
Leitbild des Hauses besprochen	☐		
Durch die Einrichtung geführt	☐		
Risszeichnung des Gebäudes und Zimmerplan des Pflegebereichs gezeigt			
Organigramm und Besprechungsprofil erklärt	☐		
Pflegeleitbild besprochen	☐		
Stellenbeschreibung besprochen und ausgehändigt	☐		
Schweigepflicht geklärt	☐		
Dienstkleidung geklärt	☐		
Dienstplanschema besprochen	☐		
Grundsätze zur Arbeitszeit und Pausenregelung erläutert	☐		
Grundsätze der Urlaubsplanung besprochen	☐		
Dokumentationssystem erklärt	☐		
In Pflegestandards der Einrichtung eingeführt	☐		
Medikamentenschrank erklärt	☐		
Kompetenzprofil der Pflegemitarbeiter (Fach- und Hilfskräfte) erläutert	☐		
In Pflegehilfsmittel eingewiesen	☐		
Technische Geräte und deren Handhabung erläutert	☐		
Telefonsystem erklärt	☐		
Notrufanlage erklärt	☐		
Unfallverhütungsvorschriften erläutert	☐		
Verhalten im Not- und Brandfall besprochen	☐		
Reinigungs- und Desinfektionsregeln erläutert	☐		
In Hautschutzplan eingeführt	☐		

▶▶

Aufgabe	erledigt ✔ Datum	Handz. Mentor/in	Handz. MA
System der Wäscheversorgung erklärt	☐		
System der Speisenversorgung erklärt	☐		
Mit behandelnden Ärzten bekannt gemacht	☐		
Mit Angehörigen bekannt gemacht	☐		
Mit Betreuern bekannt gemacht	☐		
Mit ehrenamtlichem Besuchsdienst bekannt gemacht	☐		
Grundsätze für Fortbildung besprochen	☐		
Auf Fachliteratur in der Einrichtung hingewiesen.	☐		

Hier sei an die Muster-Stellenbeschreibung für Mentor/innen (s. Kap. 3.2.1) erinnert. Ein zusätzlicher Punkt, der die Einführung neuer Mitarbeiter betrifft, findet sich unter »mitarbeiterbezogene Aufgaben«:

- »Mitwirken bei der Einführung und Einarbeitung neuer Mitarbeiter/-innen in der Einrichtung bzw. im Wohnbereich« (Muster Standardstellenbeschreibung Mentor/-in, Caritasverband für die Erzdiözese Freiburg, o.J.).

Checkliste »Mitwirken bei der Einführung und Einarbeitung neuer Mitarbeiter/-innen

Tätigkeit	Hospitation ✔	Assistenz ✔	selbst. Übern. von Teilaufg. ✔	selbst. Ausführ. ✔
	Datum und Handzeichen Mentor/in/MA			
Teilwaschung Bett/Waschbecken				☐
Ganzwaschung Bett/Waschbecken				☐
Duschen				☐
Baden				☐
Mundpflege				☐
Augenpflege				☐
Nasenpflege				☐
Ohrenpflege				☐
Nagelpflege				☐
Haarpflege				☐

▶▶

Tätigkeit	Hospitation ✔	Assistenz ✔	selbst. Übern. von Teilaufg. ✔	selbst. Ausführ. ✔
Rasieren				☐
Inkontinenzversorgung				☐
Anleitung zum Ankleiden				☐
Anleitung zum Auskleiden				☐
Hilfestellung beim An-/Auskleiden				☐
...				☐
...				☐

Zu Checklisten im Rahmen der Einarbeitung mit einigen Beispielen vgl. auch Blietschau[75].

4.1.1.3 Einführung in Gegebenheiten, Unternehmensregeln und Arbeitsweisen der Einrichtung

Für die detaillierte Aufgabenplanung bietet sich eine Checkliste an. Hierzu wiederum ein Beispiel für die stationäre Altenhilfe, das in Bezug auf den Einrichtungstyp, auf den Funktionsbereich (Nachtwache und Tagdienst) und den Status (Fach- und Hilfskraft) hin fortzuschreiben bzw. zu modifizieren ist. Für Hilfskräfte ist eine gesonderte Checkliste zu den pflegefachlichen Inhalten, die eingeführt und trainiert werden müssen, zu erstellen.

4.1.2 Eingewöhnungsphase

Während der Eingewöhnungsphase (Dauer insgesamt ca. zwei Wochen) sollte der neue Mitarbeiter in der ersten Woche als zusätzliche Kraft auf dem Dienstplan stehen. Der Dienst liegt parallel zu dem des Mentors.

Beim Kennenlernen der Bewohner ist darauf zu achten, dass ein vorsichtiges Annähern von außen erfolgt und Distanzzonen nicht verletzt werden. Beziehungen müssen behutsam geknüpft werden können. So sollte die Arbeitszeit zumindest an den ersten drei Tagen erst um 10.00 Uhr bzw. nach der Grundpflege beginnen.

---

[75] Blietschau, P. (2011). Checklisten erleichtern die Einarbeitung. In: Lummer, C. (2011). Fit für Job und Team – Neue Mitarbeiter einarbeiten. In: CNE.fortbildung 4.2011, Lerneinheit 15 Heft 4 2011, 14-115. Stuttgart: Thieme

Zwischen den neuen Mitarbeiter/-innen und Mentoren werden regelmäßige kurze Tagesbilanzgespräche geführt. Am Ende der ersten Arbeitswoche erfolgt ein Auswertungsgespräch zu dritt; die Wohnbereichsleitung kommt hinzu. Hier wird die bisherige Arbeit bilanziert, ggf. werden Korrekturen geplant. Das Gespräch wird protokolliert.

Der examinierte Mitarbeiter tritt nun – meistens (s. o.) – in die Etablierungsphase ein, während Pflegehilfskräfte in jedem Fall zunächst die Trainingsphase durchlaufen.

Fazit

Empfangen

Ein freundliches persönliches »Willkommen« bieten, zum Ausdruck bringen, dass man über die fachliche und persönliche Qualifikation der neuen Mitarbeiterin im Bilde ist, ihr die Befangenheit nehmen, die sie als »Neue« empfindet.

Einführen

- Eine Vorstellung von Aufbau und Arbeit des Betriebes vermitteln. Die Funktion der neuen Mitarbeiterin im Arbeitszusammenhang aufzeigen und sie über die wichtigsten Arbeitsregeln orientieren.
- Die **Begrüßung** ist wesentlich für den ersten Eindruck vom neuen Betrieb, von der neuen Arbeitsgruppe und vom neuen Vorgesetzten.
- Die **Information** ist entscheidend für eine reibungslose Einpassung in die neue Arbeitsumgebung.

Einarbeiten

Die neue Mitarbeiterin gut mit ihrer Arbeit vertraut machen, sich in der ersten Zeit häufig um sie kümmern, sie möglicherweise einem Kollegen als »Betriebspaten« zur Seite geben. Einzelheiten im Arbeitszusammenhang erklären und tun lassen.

Bekanntmachen

- Die neue Mitarbeiterin mit jenen Kollegen persönlich bekannt machen, mit denen sie zu tun hat; ihr helfen, Kontakt zu ihren neuen Arbeitskollegen zu finden und dafür sorgen, dass sie alle wichtigen Betriebseinrichtungen möglichst bald kennenlernt.
- Die **Instruktion** erleichtert den erfolgreichen »Einstieg« in den Arbeitsprozess.
- Die **Vorstellung** in der Arbeitsgruppe beeinflusst den kollegialen Kontakt und das Kooperationsklima.

4.1.3 Trainingsphase

In der Trainingsphase werden bspw. Pflegehilfskräfte mit den durchzuführenden Pflegetätigkeiten und -techniken vertraut gemacht. Das Lernen erfolgt nach dem Stufenmodell. Als Gedächtnisstütze dient eine Checkliste »Tätigkeitskatalog«.

4.1.3.1 Checkliste »Tätigkeitskatalog«

Für diese Phase sind etwa drei Monate anzusetzen. Gespräche zwischen Mentor und neuem Mitarbeiter finden regelmäßig statt – sowohl nach den Pflegeverrichtungen als auch als Wochen-, später als Zweiwochenreflexionen. Bei den längeren wöchentlichen Reflexionen bzw. den Reflexionen im Zweiwochenrhythmus ist die Wohnbereichsleitung beteiligt. Diese Gespräche werden protokolliert.

4.1.4 Etablierungsphase

In der Etablierungsphase (die bis zum Ende der Probezeit dauert) sind die neuen Mitarbeiter/-innen im Wesentlichen mit den Arbeitsabläufen und -techniken vertraut. Sie vertiefen neu Gelerntes und klären noch Ungewohntes. Hier reichen in der Regel sporadische Gespräche aus, die sich auf aktuelle Fragen oder Probleme beziehen.

Für die examinierten Pflegefachkräfte, die die Trainingsphase »übersprungen« haben, findet in dieser Phase jedoch ein ausführliches Zwischengespräch statt. Beteiligt sind wie in der Eingewöhnungsphase nach der ersten Woche die Wohnbereichsleitung, Mentor und einarbeitender Kollege. Das Gespräch findet nach rund vier bis sechs Wochen Tätigkeit in der Einrichtung statt.

4.1.5 Auswertungsphase

Zum Ende der Einarbeitung (rund zwei Wochen vor Ablauf der Probezeit) erfolgt die Auswertung der Einarbeitung. Am ausführlichen Auswertungsgespräch nimmt die Pflegedienstleitung teil.

Im Gespräch erfolgt eine beiderseitige Einschätzung der Einarbeitungszeit und eine Bilanz des gegenwärtigen Standorts. Eine Zielvereinbarung für das kommende Arbeitsjahr, ggf. über eine Verlängerung der Einarbeitungsphase, wird einvernehmlich getroffen und protokolliert. In einer groben Schematik kann in Anlehnung an Sahm[76]

76 Sahm, A. (1981). Neue Methoden zur Leistungsmotivation der Mitarbeiter. Situationsbezogene Motivationstechniken für die betriebliche Praxis. 3. Aufl. Kissing: Weka, S. 98

die Einführung neuer Mitarbeiter in der Anfangsphase wie auf S. 72 zusammengefasst werden.

Reflexion

Einarbeitung neuer Mitarbeiter konkret: Wo stehe ich – Wo steht unsere Einrichtung?

Überprüfen Sie, wie zurzeit bei Ihnen eingearbeitet wird.

Was läuft gut?

Wo entdecken Sie Schwachpunkte?

Entwickeln Sie für Ihren Anwendungsbereich spezifische Checklisten und Zeitleisten (Wochenschema) und diskutieren Sie sie, sodass sich ein verbindlicher Standard entwickelt.

5 WENN ANLEITUNG ODER EINARBEITUNG IN BERATUNG UMSCHLÄGT

Es mag immer wieder Situationen geben, in denen sich (junge) Auszubildende und neue Mitarbeiter Situationen gegenüber sehen, denen sie sich nicht gewachsen fühlen. Dies können Situationen aus den Bereichen Sexualität, Sterben und Tod oder Aggression und Gewalt sein (vgl. Kapitel 6).

Die Mitarbeiter fühlen sich in diesen Situationen vielleicht überfordert. Sie gelangen an ihre Grenzen. Dies ist nicht nur ein Phänomen bei Auszubildenden oder neuen Mitarbeiter/-innen. Wir alle sollten uns dies zugestehen.

In diesen Situationen ist etwas anderes gefordert bzw. auch etwas anderes möglich als Anleiten und Einarbeiten.

5.1 Beratung: Abgrenzung zu Anleitung und Einarbeitung

In den eben beschriebenen Situationen geraten Praxisanleitung und Einarbeitung in einen Grenzbereich. Das Pädagogische, verstanden als Arrangieren von Lernprozessen, tritt in den Hintergrund. Dagegen tritt Beratung, hier verstanden als Form der Unterstützung, das eigene seelische Gleichgewicht zurück zu gewinnen, in den Vordergrund.

Psychologische Beratung ist aber nicht mehr Anleitung oder Einarbeitung und sollte bewusst davon getrennt gesehen werden. Beratung, wie sie hier verstanden wird, dringt in der Regel in tiefere Schichten der Persönlichkeit vor. Sie ist nicht Anleitung im Sinne der Gewährleistung eines Bildungsziels oder Einarbeitung, verstanden als Hineinwachsen in das Arbeitsfeld Altenhilfe.

Insofern tritt hier punktuell ein potenzielles Rollensegment der Praxisanleitenden und Einarbeitenden in den Mittelpunkt, das hohe Verantwortung und Knowhow erfordert, wenn sie denn diese Rolle annehmen wollen.

Beratung im hier verstandenen Sinn setzt tiefes Vertrauen in die Beziehung voraus. Sie kann nie aufgedrängt oder erzwungen werden – im Gegensatz zur Praxisanleitung etwa, die ein Muss im Rahmen von Ausbildung ist. Beratung erfordert Schulung und Training. Vor einem vorschnellen »Springen« in Beratungssequenzen sei an dieser Stelle eindringlich gewarnt.

5.2 Neudefinition der Situation als Beratung

Wichtig ist, nicht vorschnell in eine Beratungssituation einzusteigen, ohne dies vorab genau miteinander zu klären (Verständnisabsicherung). Wie gesagt: Beratung kann nicht aufgedrängt oder erzwungen werden. **Beide Partner** müssen sie wollen.

Voraussetzungen für eine Beratung

- Auszubildende/Einzuarbeitende möchte beraten werden und zwar von der sie anleitenden Mitarbeiterin.
- Der Mentor ist bereit, in eine Beratungssituation umzuschwenken und traut sich dies auch zu.

Ohne diesen Konsens ist Beratung nicht möglich. Darüber hinaus muss der Mentor sein Verständnis von Beratung transparent machen. Er muss also erklären, wie er mit Beratungssituationen umgeht, damit die zu beratende Person weiß, auf was sie sich einlassen kann und ob sie dies möchte.

Beispiel:
Die Szene: Ein Reflexionsgespräch am Ende einer Arbeitswoche.

Gabi: »Frau Müller gestern, … (Pause), das war furchtbar …« (schweigt)
Sabrina: »Was war denn furchtbar?«
Gabi: (fängt an zu weinen)
Sabrina: (schweigt, dann:) »Da scheinst du etwas erlebt zu haben, was dich sehr betroffen macht.«
Gabi: (weint)
Sabrina: »Magst du mir sagen, was los ist?«
Gabi: »Frau Müller hat mich geschlagen …«
Sabrina: »Oh, das hat dich ganz fertig gemacht. Wahrscheinlich ist da noch ganz viel offen für dich und ungeklärt.«
Gabi: »Die ist wie meine Mutter war. Ich weiß nicht mehr weiter.«
Sabrina: »Wenn du möchtest, können wir ausführlicher über dieses Erlebnis sprechen. Ich habe den Eindruck, dass dich das sehr belastet. Ich mache dir einen Vorschlag: Eigentlich wollten wir ja jetzt über Lagerungen und Verbände sprechen – wir lassen das sein, verschieben den Anleitungsteil auf später. Stattdessen können wir uns Zeit nehmen, vielleicht eine halbe Stunde und über dein Erlebnis sprechen; darüber, was dich so fertig macht. Möchtest du das?«
Gabi: »Ich kann jetzt sowieso nicht über Verbände und sowas reden ….Ja, ich möchte schon ein paar Dinge los werden.«

Sabrina: »Bevor wir einsteigen, ist es mir wichtig, dir zu sagen, wie ich mir das vorstelle: Wenn wir darüber reden, dann wird das anders sein als das meistens in den Anleitungsgesprächen ist. Ich versuche dir einfach nur zuzuhören. Zwischendurch stelle ich ein paar Fragen. Ich bin sicher, dass du für dich eine Lösung finden wirst. Ich versuche dich einfach mal darin zu unterstützen, sie zu finden. Ist das so in Ordnung für dich?«

Gabi: »Ja, lass' es uns ausprobieren.« …

Auch wenn das Wort »Beratung« hier gar nicht fiel, definieren beide die folgende Situation für sich als solche. Deutlich wird, dass Sabrina als Anleiterin nicht Expertin für Gabis Umgang mit der Gewalthandlung ist, sondern dass sie Gabi darin unterstützen will, ihren Weg zu finden. Und dieser Weg kann möglicherweise ganz anders aussehen, als Sabrina ihn einschlagen würde. Sabrina wird an dieser Stelle zur Beraterin ihrer Mitarbeitern Gabi.

Im Hintergrund steht ein humanistisches Menschenbild. Es besagt, dass wir in uns selbst das Potenzial zur Lösung unserer Fragen haben; dass wir die Fähigkeit besitzen, uns weiter zu entwickeln. Immer wieder brauchen wir aber Helfer, die uns dabei begleiten, unser Potenzial zu entdecken und zur Ausfaltung zu bringen. Pate steht hier die sokratische Mäeutik (Hebammenkunst). Der Philosoph Sokrates verstand es, seine Schüler durch gezieltes Nachfragen zur Lösung ihrer Probleme zu bringen. Auf diese Weise wurde Erkenntnisse »geboren«. **In diesen Beratungssituationen sind außerdem die zu Beginn eingeführten Grundvariablen nach Carl Rogers (vgl. Kap. 2.1.1) wichtig.**

Ich orientiere mich hier an den von König & Volmer[77] entwickelten vier Coaching-Prozessphasen. Dieses Modell lässt sich gut als Leitfaden für interne Beratungsgespräche (»Der Anleiter/Der Mentor als Coach«) anwenden.

In einer ersten Phase (**Orientierungsphase**) erfolgt die Orientierung auf der Beziehungs- und Inhaltsebene. Hier wird geklärt, was aus Sicht der zu beratenden Person (jetzt Coachee genannt) Ziel des Beratungsgesprächs sein soll (Inhaltsebene). Am Ende steht der Kontrakt über Inhalt und Vorgehen (die »Erlaubnis« zur Beratung). Dass während dieser wie auch der Folgephasen immer auch die Beziehungsebene angemessen im Blick ist (Orientierung auf der Beziehungsebene), bedarf kaum noch der Erwähnung. Schließlich sind wir auf diesen Aspekt in den ersten Kapiteln ausführlich eingegangen.

77 König, E. & Volmer, G. (2002). Systemisches Coaching. Handbuch für Führungskräfte, Berater und Trainer. Weinheim: Beltz

Anschließend – in der **Klärungsphase** – wird das Problem genau beleuchtet, analysiert. Hier ist wichtig, dass der Berater viele Fragen stellt, um dem Coachee zu helfen, sich seiner Sichtweise bewusster zu werden bzw. auch ins Unbewusste »gerutschte« Erfahrung wieder zu aktualisieren. Letztlich ist hier Ziel, den Grundstein zu legen für mögliche Lösungswege, die für den Coachee »passen« können. »Ziel der Klärungsphase ist es, eine gegebene Situation oder ein Problem genauer zu definieren. Damit ist die Klärungsphase Grundlage für jede Problemlösung: Erst wenn der Coachee sich über die gegenwärtige Situation im Klaren ist, wenn er weiß, was erreicht ist und was nicht erreicht ist, welche Faktoren zur Situation geführt haben und was zu erwartende Konsequenzen sind, hat er eine hinreichende Chance, neue Lösungsmöglichkeiten zu finden.«[78] Diese Phase ist beendet, wenn man (intuitiv) spürt, dass – vermutlich – alle relevanten Aspekte benannt sind, das Problem hinreichend »eingekreist« ist.

Ein Zielcheck bildet den Übergang in die dritte Phase (**Veränderungsphase**). Das heißt, dass nach der Klärung nochmals die Frage nach dem Ziel der Beratung gestellt werden muss. Schließlich kommt es immer wieder vor, dass sich schon im Laufe des Darüber-Sprechens Sichtweisen verändern und damit auch Ziele neu formuliert werden. Um die gemeinsame Grundlage für den Beratungsverlauf nicht zu verlieren, ist daher die Überprüfung der Zielrichtung unabdingbar. In dieser dritten Phase (Veränderungsphase) werden zunächst im Brainstorming Ideen gesammelt, die zur Lösung des Problems beitragen können.

Wichtig ist hier zum einen, ohne »Schere im Kopf« zu denken. Das heißt: Alle Ideen sind erlaubt, auch wenn sie auf den ersten Blick vielleicht verrückt erscheinen. Zum zweiten ist darauf zu achten, dass der Coachee diese Lösungsschritte auch selbst gehen kann. Denn was nützt es, wenn im Beratungsgespräch ein Lösungsweg entwickelt wird, bei dem sich eine andere Person als die des Coachee bewegen oder verändern müsste, die am Gespräch aber gar nicht teilnimmt, folglich auch gar nichts davon weiß, was sie ggf. tun sollte?

Daneben ist darauf zu achten, immer in Schritten zu denken. Viele Probleme haben eine längere Geschichte und lassen sich verständlicherweise auch nur in einer abgestuften Schrittfolge lösen. Der Anleiter/Mentor als Coach hilft dem Coachee bei der Bewertung der Lösungsideen und unterstützt bei der Entwicklung eines konkreten Handlungsplans.

Dieser Plan (Coachee: »Das werde ich tun …«) schließt das Beratungsgespräch in der Phase vier (**Abschlussphase**) ab. Jedes Coachinggespräch beinhaltet zudem das Angebot eines Checktermins. Hier wird der vom Coachee eingeschlagene Weg reflektiert, ggf. korrigiert und es können weitere Schritte geplant werden.

---

[78] König & Volmer 2002, S. 36

Nochmals zusammengefasst durchläuft der Beratungsprozess also die vier Phasen:

1. Orientierungsphase
2. Klärungsphase
3. Veränderungsphase
4. Abschlussphase

5.3 Abschluss des Beratungsprozesses und Wiederherstellen der Situation als Anleitung oder Einarbeitung

Die Beratungssequenz schließt mit einem gegenseitigen Feedback. Wichtig ist der tatsächliche Ausstieg aus der Beratungssituation. Für beide Partner muss deutlich werden: Dies war Beratung, jetzt erfolgt wieder die Übernahme der Anleitungs- bzw. Einarbeitungsrolle, die anders definiert ist. Im Grunde genommen ist dies wiederum ein Kontrakt: Zunächst wird die Beratungssituation kontraktiert, jetzt die Aufhebung der Situation als Beratung.

Reflexion

Beratung: Wo stehe ich – Wo steht unsere Einrichtung?

Für das Hineinwachsen in die Rolle eines Mitarbeiters in der Pflege, für das Entgegenwirken von Überforderungs- und Burnoutphänomenen kann Beratung immer wieder wichtig werden. Als Anleiter sollten wir uns allerdings immer wieder fragen, wo wir vielleicht vorschnell in eine Expertenrolle schlüpfen und meinen zu wissen und mitteilen zu müssen, was ein anderer in dieser oder jener Situation am besten tun sollte, etwa : »Wenn ich Sie wäre, würde ich ...«.

Hier ist Prozess-Beratung der richtigere Ansatz. Nochmals: Tun Sie dies nicht, ohne entsprechende Aus- oder Fortbildung. Ggf. ist es sinnvoller, Kollegen an professionelle Beratung zu vermitteln, als vorschnell selbst in diese Rolle zu schlüpfen und später zu merken, dass man nicht nur nicht hilfreich wirken kann, sondern sich noch dazu selbst überfordert.

Wenn Sie sich vertiefend mit der Beraterrolle und den Techniken befassen mögen, finden Sie im Literaturverzeichnis einige Hinweise. Verwiesen sei beispielsweise auf Bachmair et al., König &Volmer, Sauter, Schreyögg sowie Tschudin & Whitmore.

6 ANLEITUNG UND EINARBEITUNG: WENN BESONDERE SITUATIONEN UNSICHER MACHEN ODER ÄNGSTE WECKEN

Hier nähern wir uns Themen, die vielfach als Tabu bezeichnet werden. Aggressivität, mitunter Gewalt, kommen in jeder Einrichtung vor. Sexualität hört im Alter nicht auf.

Immer wieder sehen sich Mitarbeiter/-innen in der Altenpflege Situationen gegenüber, die befremdlich scheinen und peinlich berühren. Situationen, für die (noch) kein eigenes Konzept des persönlichen Umgangs entwickelt wurde. Das Gleiche gilt für den Bereich der Konfrontation mit Sterben und Tod.

Situationen aus diesen drei Bereichen kommen naturgemäß auch im Anleitungs- und Einarbeitungsgeschehen vor. Mit ihnen muss umgegangen werden. Hier ist eine besonders sensible Anleitung und Einarbeitung gefragt. Darum soll es in diesem Kapitel gehen.

6.1 Vom Umgang mit Aggressionen

Beginnen wir wieder mit einem Beispiel aus dem Pflegealltag: Wie mir in einer Fortbildung berichtet wurde, bekam eine junge Auszubildende von einem Bewohner auf den Hinweis, dass sie ihn jetzt waschen wolle, zur Antwort: »Leck mich am Arsch!« Die junge Mitarbeiterin verließ daraufhin konsterniert das Bewohnerzimmer.

In der Besprechung dieser Szene kam zum Ausdruck, dass Pflegende viele Stimmen in sich hören (zu Grunde gelegt ist hier das Konzept des Inneren Teams[79]): Da sagt die medizinisch-orientierte professionelle **Pflegerin**: »Du musst ihn waschen, denn er liegt in Urin, wird vielleicht wund etc.« Da sagt etwa die **Ethikerin**: »Lass ihn sich erst mal beruhigen.« etc.

In einem Gespräch zur Verarbeitung einer solchen Situation wird der Anleiter oder Einarbeiter immer wieder auch zum Experten für den Umgang mit dem jeweils konkreten Menschen. In der Regel kennt er ihn länger, die Beziehung ist gewachsen(er). Wertvolle Tipps können weitergegeben werden, die die Auszubildenden in ihr Handlungsrepertoire einbauen können. Z. B.: »Rede mit ihm erst einmal über die letzten Fußballergebnisse; später klappt das mit dem Waschen dann schon.«

[79] Vgl. Schulz von Thun, F. (1998). Miteinander reden: Das »Innere Team« und situationsgerechte Kommunikation. Reinbek: Rowohlt

Elementar ist bei diesen schwierigen Themen jedoch das Eingehen auf die Befindlichkeit der Auszubildenden. Das ist unabdingbar. Wenn sie sich nicht verstanden fühlen, wenn sie vielleicht gar belächelt werden, weil sie noch nicht genügend »abgebrüht« sind, so kann dies zur Folge haben, dass die Auszubildende (später) das gleiche »abgebrühte« Verhalten zeigt wie die langjährige Pflegekraft. Dann hat sie am Modell gelernt. Oder sie meint, sie selbst sei nicht in Ordnung, weil sie so empfindet, wie sie empfindet. Dann können sich Schuldgefühle entwickeln. Oder sie resigniert (jetzt oder später), weil sie keinen (Aus-)Weg findet.

Andersherum gilt aber auch: Gerade diese schwierigen Situationen sind gute Chancen, wirklich miteinander ins Gespräch zu kommen. Im Gespräch kann man sich darüber auszutauschen, was beide Beziehungspartner (Anleiter/Einarbeiter und Auszubildende) innerlich wirklich bewegt. Im Gespräch kann gemeinsam nach Lösungen gesucht werden, wohl wissend, dass dies nie Patentlösungen sind.

Diese Lösungen können Modellcharakter für eine Arbeitsform haben, die vom gemeinsamen Suchen nach Antworten geprägt ist. Dabei immer in der Gewissheit, dass alle Beteiligten in der helfenden Pflegerolle mehr Klarheit über sich selbst bekommen.

Möglicherweise werden Sie einwenden, dass allein die emotionale Situation der Auszubildenden besprochen bzw. bearbeitet ist. Sicherlich, dies ist Thema dieses Buches. Natürlich gilt es, auch die Bewohnersituation anzugucken: Was hat ihn bewogen, so zu agieren? Was ist möglicherweise im Vorfeld gewesen?

Wichtig ist: Niemals geht es um Schuldzuweisungen, sondern um Erklärungen zur Situation und um die Suche nach (neuen) Lösungen. So wird sich wahrscheinlich auch der Bewohner im Nachhinein nicht gut fühlen; sich vielleicht schämen und nicht wissen, wie er die Situation wieder ins Lot bringen kann. Hier ist ebenfalls sensible Pflege gefragt.

Wir können an dieser Stelle nicht alle Situationen aus dem Aggressions- und Gewaltkomplex besprechen. Teilnehmer der Fortbildung benennen immer wieder:

- Handgreiflichkeiten von Bewohnern untereinander
- Übergriffe auf Auszubildende
- Schläge gegen das Pflegepersonal
- Verbale Aggressionen (auch von Pflegekräften)
- Plötzliche Wutausbrüche der Bewohner

Viele Situationen erzeugen Angst. Im Detail und in der konkreten Anleitungs-/Einarbeitungssituation bzw. deren Auswertung sind die jeweiligen Hintergründe zu besprechen, um eine Verarbeitung zu ermöglichen. Dies ist umso wichtiger, weil der Bewohner ja weiter im Haus lebt bzw. weiter gepflegt wird und ebenfalls mit der Situation zurechtkommen muss.

6.2 Vom Umgang mit Sexualität

Auch hier zunächst eine Szene:
Ein Mann, der gern weibliche Pflegekräfte anfasst, insbesondere dann, wenn die Frauen die Hände voll haben, trifft auf eine Auszubildende ohne große sexuelle Erfahrung. Sie ist erst seit ein paar Wochen in der Ausbildung. Später spricht Rita, die Anleiterin, mit der Auszubildenden Susi.

Rita: »Ich habe eben die Situation mitbekommen mit Herrn Musil. Ich habe den Eindruck, dir gehts nicht gut dabei.«
Susi: (sitzt; schweigt, kein Blickkontakt zu Rita)
Rita: »Ja, ich hatte dir ja in unserem ersten Gespräch von unseren Bewohnern berichtet, auch von Herrn Musil. Und ich möchte dir sagen: In Wirklichkeit ist er gar nicht so schlimm, wie Du jetzt glaubst. Vielleicht hilft es dir, wenn ich dir sage, dass ich ganz am Anfang auch große Probleme mit Herrn Musil hatte und dann überlegt habe: «Ja, was machst ich denn bloß?«
Susi: (schweigt; Blickkontakt zu Rita)
Rita: »Du kannst ihn nicht anpflaumen, kannst ihm aber auch nicht sofort einen auf die Finger hauen. Da hab ich zu Hause überlegt: «Was mache ich?« Die anderen Mitarbeiter konnte ich ja auch nicht fragen. Ich hab nur gesehen, manche hauen ihm auf die Finger … Er muss mitkriegen, wir nehmen einander ernst. Ich bin auch bereit, in gewissem Rahmen Körperkontakt zu geben. … Dir fällt das schwer, du bist ein stiller Mensch. Du kannst ja mal überlegen, ob wir uns zu dritt mit Herrn Musil unterhalten.«
Susi: »Nein, das möchte ich nicht.«
Rita: »Was willst du dann tun?« …

Wie beurteilen Sie diese kurze Sequenz? Hier ist die Hilflosigkeit nicht nur bei Susi zu spüren. Auch Rita, die Anleiterin, zeigt sich überfordert und verunsichert. Sie weiß nicht, wie sie die Annäherungen (es handelte sich um einen Handkuss) Herrn Musils an Susi so zum Gegenstand des Gesprächs werden lassen kann, dass es für Susi hilfreich wird.

So redet sie auf Susi ein, berichtet von sich selbst. Die emotionale Situation Susis wird dabei kaum thematisiert. Dabei ist der Hilfeversuch Ritas durchaus gut gemeint. Und: Sich mitteilen kann immer wieder sinnvoll sein. Hier jedoch laufen die Versuche ins Leere. Rita müht sich ab, Susi fühlt sich unverstanden. Es fehlen der wirkliche Kontakt und die Partnerzentrierung.

Sinnvoll wäre wohl, dass auch die Anleiterin ihre eigene Hilflosigkeit anspricht. Dabei geht es aber nicht darum, sich selbst in den Mittelpunkt zu stellen, sondern beim anderen, der Anzuleitenden, zu bleiben. Etwa: »Oh, das hat dich sehr geschockt.« … »Ich fühl mich im Moment auch hilflos. Vielleicht können wir gemeinsam überlegen, was du tun kannst. Vielleicht hast du auch Wünsche an mich.«

Hier könnte das Anleitungsgespräch vorübergehend in eine Beratungssequenz wechseln (vgl. Kapitel 5). Daneben wäre es denkbar, belastende Erfahrungen mit der Alterssexualität im Rahmen von Fallbesprechungen im gesamten Team zu bearbeiten.

Wir verlassen an dieser Stelle die direkte Anleitungs- oder Einarbeitungssituation, wenn wir uns die Schritte für die Fallbesprechung, die Paunonen et al.[80] vorschlagen, als Anregung für das Teamgespräch ansehen.

Die Fallbesprechung

Paunonen et al. schlagen folgende Schritte für die Fallbesprechung in der Pflegegruppe vor:

1. Diskussion sexueller Bedürfnisse des Menschen im Allgemeinen.
2. Erörterung der diesen Einstellungen zu Grunde liegenden Werte, außerdem grundsätzliche Ziele des Pflegeberufs.
3. Problemdiskussion (z. B. Mann, der sich vor dem Pflegepersonal entblößt) mit der Frage: Warum verhält er sich so?
4. Untersuchung der eigenen Einstellungen der Teilnehmer zu Sexualität. Man spricht über
   - die eigenen Schamgefühle;
   - legt offen dar, welches Bild man z. B. von der Sexualität der eigenen Großeltern hatte;
   - jeder Teilnehmer analysiert seine eigenen Gefühle und das eigene Verhalten im Detail.
5. Lösungssuche für den konkreten Fall, mit der jede/r leben kann.

Ich halte dieses Raster für gut übertrag- bzw. modifizierbar für die Anleitungs- bzw. Einarbeitungssituation. Es kann sowohl zur Vorbereitung von Gesprächen dienen (Eigen- Reflexion der Anleiter und Einarbeitenden) als auch als Leitfaden für die Anleitungs- und Einarbeitungsgespräche selbst.

---

[80] Paunonen, M.; Häggman-Laitila, A. & Jokela, V. (1994). Sexualität im Alter. Arbeitsberatung hilft Pflegenden, Probleme mit diesem Thema zu bewältigen. In: AltenpflegeForum, H. 4 1994, 120–124. Hannover: Vincentz; Stryeck, M. (2013). Sexualität im Alter – ein Tabu? Bachelorarbeit an der Medizinischen Universität Graz 2013. Im Internet: https://www.google.de/#q=melanie+stryeck+sexualit%C3 %A4t+im+alter; Grond. E. (2001). Sexualität im Alter. (K)ein Tabu in der Pflege. Hagen: Brigitte Kunz

6.3 Vom Umgang mit Sterben und Tod

Das Sterben von Bewohnern, Gästen oder Patienten, die im Rahmen der Pflege von Mitarbeitern der Sozialstationen betreut werden, ist auch für die professionell Pflegenden ein tiefer Einschnitt in die Pflegebeziehung und häufig schwierig zu verarbeiten.

In einer Fortbildung führten Pflegende ein Schreibgespräch zu den Aussagen »Sterbende zu begleiten bedeutet für mich …« und »Zu Totsein fällt mir ein …«. Beide Aussagen waren je auf einer Flipchart markiert; Aussagen und dazu wiederum Kommentierungen waren möglich.

Folgende Punkte wurden benannt:

1. Sterbende zu begleiten bedeutet für mich:

- Ansprechpartner auch für Angehörige zu sein;
- ist nicht leicht;
- sie nicht allein zu lassen;
- mir Zeit nehmen, ihnen die Hand zu halten;
- ganz wichtig;
- mich dazuzusetzen, aber trotzdem innerlich Abstand halten, um nicht bei jedem mitzusterben;
- mir auch Gedanken über mein eigenes Sterben zu machen;
- bringt mich dazu, bewusster zu leben.

2. Zu Tot sein fällt mir ein:

- Verlust für Hinterbliebene;
- die Erinnerung an einen Menschen lebt in mir weiter;
- man beschäftigt sich jetzt erst mit dem Sterben;
- Abschied für immer (alles loslassen);
- jemanden nie wieder zu sehen;
- ewiges Leben;
- vorher erfülltes Leben angestrebt, bewirkt Zufriedenheit; sonst Unzufriedenheit, bedeutet Erlösung;
- Leiden beenden;
- nichts mehr verändern können;
- nicht alles erledigt haben.

In der anschließenden Diskussion kamen den Teilnehmern eigene, schwer zu verkraftende Erlebnisse zu Sterbeprozessen in die Erinnerung. Sie konnten sich sehr gut in die Gefühlslage eines noch unerfahrenen Auszubildenden versetzen.

Auch hier ist sensible Begleitung neuer Kollegen und Auszubildender angezeigt – vielleicht auch zu diesem Thema im Rahmen von Teamgesprächen mit gleicher oder ähnlicher Methodik wie im vorhergehenden Punkt.

Darüber hinaus halte ich es für sinnvoll, wenn **seelsorgerlicher Beistand** in den Einrichtungen auch für die **Mitarbeitenden** angeboten wird, insbesondere für die Verarbeitung der existenziellen Fragen, die im Zusammenhang des Erlebens von Sterben und Tod aufkommen können.

Reflexion

Situationen, die verunsichern und Ängste wecken: Wo stehe ich – Wo steht unsere Einrichtung?

- Welches Fazit ziehen Sie für die Einrichtung, in der Sie zurzeit tätig sind:
- Welche Situationen aus dem so gekennzeichneten Tabubereich haben Sie selbst (früher) belastet bzw. machen Ihnen auch heute immer wieder zu schaffen?
- Wofür wünschen Sie sich Möglichkeiten der Verarbeitung?
- Welche Schritte halten Sie für denkbar, um in Ihrer Einrichtung Tabus aufzubrechen?
- Was sind **Ihre** ersten Schritte?

7 AUSBLICK

7.1 Wir bleiben Lernende über unseren Berufseinstieg hinaus

7.1.1 Sicherung von Berufszufriedenheit und Qualität in der Pflege

Das Thema dieses Buches ist zum einen der Beginn der beruflichen Laufbahn in der Altenpflege, manchmal der Wiedereinstieg nach Berufspausen bzw. der Einstieg in ein neues Betätigungsfeld. Immer geht es um das Hineinwachsen in etwas Neues und die dafür notwendigen Konzepte mit Hilfestellungen.

Mitarbeitende in (nicht nur) helfenden Berufen erleben im Verlauf ihrer beruflichen Tätigkeit immer wieder Phasen, in denen ihre berufliche Motivation auf den Prüfstand gerät, sie möglicherweise ihrer Tätigkeit überdrüssig sind, Veränderungen wünschen etc.

In Einrichtungen der Sozialen Arbeit sollte es selbstverständlich sein, den Mitarbeitenden Hilfen anzubieten: zur Bewältigung des Alltags, zur Bearbeitung von Krisen, zum Schöpfen neuen Mutes, zum Gewinnen neuer Motivation und zur Verarbeitung belastender Erlebnisse.

Darüber hinaus brauchen wir alle Möglichkeiten, neues Wissen zu erwerben, früher Gelerntes aufzufrischen oder zu vertiefen. Das in der Erstausbildung erworbene Wissen reicht bekanntermaßen nicht für das gesamte Berufsleben.

Professionelle Begleitung ist neben Formen der kollegialen Beratung zum Erhalt der Lebens- und Arbeitsfreude immer wieder hilfreich. Sie ist lohnende Investition und sichert Qualität auch über den Berufs(wieder)einstieg hinaus.

Wenn, wie im ersten Kapitel benannt, das Leitbild einer Einrichtung Aussagen zur Personalentwicklung ihrer Mitarbeiter macht, so schließt sich hier der Kreis. Budgets dafür sollten in jedem Haushalt eingeplant sein.

Ich will daher kurz auf die Formen eingehen, die hier zur Anwendung kommen können, je nach Bedarf und Situation:

- Supervision
- Coaching
- Organisationsberatung
- Kollegiale Beratung
- Fortbildung und Training

Supervision, Coaching und Organisationsberatung fallen unter die Kategorie »Hilfen durch Beistand von außen«. Kollegiale Beratung ist »Hilfestellung auf Gegenseitigkeit« und Fortbildung und Training fasse ich unter »Geplantes berufliches Fortkommen«.

7.1.1.1 Hilfen durch Beistand von außen

Supervision

Supervision ist ein Lehr-/Lernverfahren, das, aus dem Amerikanischen und dem Niederländischen kommend, seit Ende des Zweiten Weltkriegs auf die Soziale Arbeit in Deutschland Einfluss nimmt (Deutscher Verein 1993). Retaiski definiert im Fachlexikon der Sozialen Arbeit des Deutschen Vereins Supervision folgendermaßen: »Unter S. wird heute eine Beratungsform verstanden, die eine systematische Reflexion des beruflichen Handelns von Personen in heilenden, helfenden und pädagogischen Praxisfeldern mit dem Ziel ermöglicht, Veränderungen im Erleben und Handeln zu erreichen (John u. a.). Dabei sollen die Probleme im Kontext der individuellen, institutionellen und gesellschaftlichen Bedingungen reflektiert und der S.prozeß so gestaltet werden, daß die jeweilige Problemsicht in einem Kontinuum erscheint, welches sukzessiv diese verschiedenen Bedingungen erschließt (Wittenberger).«[81]

Supervision

Supervision ist hilfreich »für Mitarbeiter/-innen, die ihre berufliche Kompetenz festigen und erweitern wollen, und zwar insbesondere im Zusammenhang folgender Situationen:

- als Berufsanfänger;
- beim Umstieg in ein anderes Berufsfeld;
- bei der Umstrukturierung des Arbeitsfeldes;
- bei der Übernahme von zusätzlichen Aufgaben oder Leitungsverantwortung;
- bei besonders komplexer oder belastender Arbeit;
- zur Vermeidung des Absinkens in bloße Routine oder Einseitigkeit;
- als integrierter Teil eines Fortbildungskurses.«*

* Deutscher Caritasverband (Hrsg.) (1992). Bedeutung und Bedingungsrahmen von Supervision. Sonderdruck der Zeitschrift Caritas. H 1. Freiburg: Lambertus, S. 43

In dieser Orientierungshilfe zu Supervision ist die Berufsanfangssituation explizit erwähnt.

Virginia Satir drückt poetisch aus, welche Chance die Supervision bietet.

---

81 Retaiski, H. (1993). Supervision. In: Deutscher Verein für öffentliche und private Fürsorge (Hrsg.): Fachlexikon der sozialen Arbeit. 3. ern. u. erw. Auflage, 942–944. Frankfurt: Eigenverlag, S. 943

»*To See and Hear*
what is there
instead of what should be.
(Zu **sehen** und zu **hören**
Was dort zu sehen und zu hören ist
statt das wahrzunehmen
was dort wahrzunehmen sein sollte
wahrzunehmen war
oder wahrzunehmen sein wird)

To Say –
what one feels and thinks
instead of what one should.
(Zu **sagen** –
was man fühlt und denkt
statt was man fühlen oder denken sollte)

To Feel –
what one feels
instead of what one ought.
(Zu **fühlen** –
was man fühlt
statt was man fühlen sollte)

To Ask –
for what one wants,
instead of always waiting for permission.
(Zu **fragen** und zu **verlangen** –
was man will statt dafür immer auf
Erlaubnis zu warten)

To take Risks –
in one's own behalf,
instead of choosing to be
only ›secure‹
and not rocking the boat.«
(Etwas zu **wagen** –
zu seinen eigenen Gunsten
statt auf Nummer ›sicher‹ zu gehen«)[82]

---

[82] Spiess, W. (Hrsg.) (1991). Gruppen- und Teamsupervision in der Heilpädagogik. Konzepte, Erfahrungen. Bern: Haupt, S. 7

Supervision also ist Beratung für Berater bzw. sozial Tätige oder, wie Fengler es ausdrückt: Hilfe für Helfer[83]. Supervisoren arbeiten theoriegeleitet nach unterschiedlichen Konzepten: Gruppendynamik, Themenzentrierte Interaktion, Klientenzentrierung, Transaktionsanalyse etc.

Supervision findet in geschütztem Rahmen statt. Es gibt die Form der Einzelsupervision, der Teamsupervision oder der Gruppensupervision. In der Einzel- und in der Teamsupervision werden Mitarbeiter ein und derselben Einrichtung supervidiert. In der Gruppensupervision verabreden sich Mitarbeiter verschiedener Arbeitgeber, die in ähnlichen beruflichen Feldern tätig sind.

Supervisoren unterliegen der Schweigepflicht. Sie sind gegenüber den Vorgesetzten der Supervisanden nicht auskunftsberechtigt, was die Inhalte der Supervisionssitzungen angeht.

Supervisor und Supervisand vereinbaren das Rahmenthema der Supervision, die Dauer des Supervisionszyklus und das Honorar. Vor dem Kontraktabschluss legt der Supervisor sein Supervisionsverständnis, darin seine konzeptionelle Ausrichtung und seine methodische Orientierung offen.

Darüber hinaus kommt es in der Regel zu einer Vereinbarung zwischen Supervisand, Supervisor und Arbeitgeber. Der Deutsche Caritasverband beschreibt ihn so: »Je nach Beteiligung des Dienstgebers und der Stellung des Supervisors im oder zum Dienstgefüge ist es zweckmäßig, eine zusätzliche Vereinbarung (Kontrakt) zwischen Supervisand, Dienstgeber und Supervisor zu schließen. In dieser Vereinbarung sollten Anlass und Zielsetzung der Supervision in allgemeiner Weise festgestellt sowie ihre in Aussicht genommene Dauer, die Kostenfrage und die zur Verfügung gestellte Dienstzeit geregelt werden. Die Vereinbarung sollte auch Feststellungen darüber enthalten, ob und gegebenenfalls in welcher Art Informationen über das Supervisionsergebnis durch Supervisand und Supervisor an den Dienstgeber gegeben werden sollen. Erkenntnisse aus der Supervision dürfen nicht zur dienstlichen Beurteilung herangezogen werden.«[84]

Coaching

Coaching ist heute stark verbreitet, was sich auch an der stetig wachsenden Zahl der Publikationen zu diesem Thema, insbesondere im Bereich der Wirtschaft ablesen

---

83 Fengler, J. (1991). Helfen macht müde. Zur Analyse und Bewältigung von Burnout und beruflicher Deformation. München: Pfeiffer

84 Deutscher Caritasverband (Hrsg.) (1992). Bedeutung und Bedingungsrahmen von Supervision. Sonderdruck der Zeitschrift Caritas. H 1. Freiburg: Lambertus, S. 45

lässt.[85] Aber auch im Sozialen Feld wird Coaching zunehmend Thema. Von daher ist es sinnvoll, auch diesen Begriff und seine Hintergründe zu erläutern

Vorweg sei geschickt, dass sich Coaching und Supervision in Verständnis und Arbeitsformen kaum trennscharf fassen lassen. Oder anders gesagt: So, wie es mehrere Definitionen von Supervision gibt, so sind auch die Definitionen von Coaching äußerst zahlreich. Immer wieder werden die Begriffe Supervision und Coaching auch synonym verwendet. So weist Schreyögg darauf hin, dass im Sozialmanagement Formen des Coachings seit etwa 40 Jahren mit dem Terminus »Einzelsupervision« umschrieben werden.[86] Für Leser, die sich hier näher informieren wollen, empfehle ich bspw. Rauen[87], der sich mit den in der Literatur vertretenen Ansätzen und Verständnissen von Coaching befasst hat, und den Kongressband von Schmitz-Buhl et al.[88]

Während Supervision allerdings als Beratungsform aus dem Sozialen Bereich für das soziale Feld entwickelt worden ist, liegen beim Coaching die Wurzeln anders.

Von der ursprünglichen Wortbedeutung her kommt Coaching aus dem Ungarischen[89]: »Dort wurde der Begriff Kotscha in Anlehnung an einen Dorfnamen für jene Fortbewegungsmittel verwendet, für die sich der Name Kutsche eingebürgert hat. Vermutlich waren es Emigranten, die den Begriff in die USA brachten, wo er irgendwann sowohl für Kutschen als auch für den Kutscher selbst verwendet wurde.«

Den Coach/das Coaching kennen wir zunächst aus dem Sportbereich, »wo Menschen, etwa als Tennisstars, oft völlig unverankert, laufend ein hohes Maß an psychischer und physischer Belastung verarbeiten müssen und trotzdem Hochleistungen erbringen wollen. Der Coach fungiert dann nicht nur als fachlicher Berater, sondern, wie schon die ursprüngliche Bedeutung des Wortes »Kutsche« assoziativ nahelegt, als »wärmender Zufluchtsort«, an den man alles herantragen kann, was einen bekümmert.«[90]

---

85 Vgl. Schreyögg, A. (1995). Coaching – wer braucht das? In: Wilker, F.-W. (Hrsg.): Supervision und Coaching 225–247. Bonn: Deutscher Psychologen Verlag

86 Ebd.

87 Rauen, C. (1999). Coaching: Innovative Konzepte im Vergleich. Göttingen. Verlag Angewandte Psychologie

88 Schmitz-Buhl, St.; Faulhammer, M.; Rauen, C.; Tomaschek, M.; Webers, T. & Wiese, A. (Hrsg.) (2003). Coaching: Zukunft der Branche – Branche der Zukunft. Heidelberg: Decker's

89 Böning, U. (2000). Bedarf an persönlicher Beratung wächst. In: management & training, H 4, 27. Jg. April 2000, 10–14. Neuwied: Luchterhand, S. 11

90 Schreyögg 1995, S. 225

Coaching

Coaching wird heute im Allgemeinen als Leitungs- bzw. Managementberatung und manchmal exklusives (z. B. Schreyögg 1995) Personalenwicklungsinstrument verstanden. Personen mit Leitungs- und Führungsverantwortung beraten sich bei ihren Leitungs-/Führungsfragen mit ihrem Coach. Wie bereits gesagt, auch hierbei sind Verständnis und Methodik unterschiedlich. Zur Auswahl des Coaches und Kontraktierung von Coaching gelten im Wesentlichen dieselben Merkmale, die oben unter Supervision beschrieben wurden.

Auch beim Coaching steht im Hintergrund ein Menschenbild, das den Menschen als reflexives, sich selbst steuerndes Wesen mit Entwicklungspotenzial beschreibt. Der Coach ist angehalten, den Coachee dabei zu unterstützen, seine Lösung für seine Fragestellungen zu finden. Der Coach begleitet diesen Prozess durch geschicktes Fragen. Denkbar ist auch, dass der Coach als Experte auf einem bestimmten Fachgebiet zwischenzeitlich Ratschläge gibt. Häufig wird dies sogar explizit gewünscht und so kontraktiert. Dennoch wird immer wieder in Prozessberatung gewechselt, denn der Coachee entwickelt seine Lösung, nie soll ihm etwas aufgedrängt werden.

In diesem Zusammenhang taucht eine Frage immer wieder auf: Muss ein Supervisor oder ein Coach aus demselben Arbeitsfeld kommen wie Supervisand oder Coachee? Wie so häufig gibt es auch auf diese Frage keine pauschal richtige Antwort. Es gibt Argumente für und wider, die je nach Situation zu unterschiedlicher Beantwortung führen.

Vielleicht ist für einen neuen Mitarbeiter eine felderfahrene Supervisorin die geeignetere Person. Womöglich aber ist ein erfahrener Einrichtungsleiter oder die langjährige Leiterin eines Fachseminars für Altenpflege mit einem Coach, der eine andere berufliche Heimat hat, besser dran als mit einer Person, die inhaltlich viel vom Arbeitsfeld des bzw. der Gecoachten versteht.

Whitmore schreibt von »Fallstricken des Wissens«[91]. Der Coach als Experte für das benannte Problem gerät in Gefahr, vorschnell sein Expertenwissen auszubreiten, anstatt den Coachee bei seiner eigenen Lösungsfindung zu begleiten.

Auch Coaching kann in Form des Einzel- oder des Teamcoachings erfolgen. Coaching eines Teams bedeutet dann, das gesamte Arbeitsteam dabei zu unterstützen, erfolgreich zu sein, indem beispielsweise an der Entwicklung der Faktoren, die ein erfolg-

---

91 Whitmore, J. (1998). Coaching für die Praxis. 2. Aufl. München: Heyne, S. 48

reiches Team ausmachen, gemeinsam gearbeitet wird (vgl. hierzu die Erfolgsfaktoren von Teams in Kap. 4.1.1.1)

Abgrenzung zwischen Coaching und Supervision

Coaching ist eine Beratungsform, in der berufliche Probleme und Fragestellungen stark lösungsorientiert bearbeitet werden. Coaching dringt nicht in die Tiefe der Persönlichkeit vor, indem etwa erfragt wird, woher ein bestimmtes Verhalten kommt. Coaching ist methodisch vielfältig, aber fokussiert auf die Lösung eines Problems. Wenn im Prozess Persönlichkeitsmerkmale zur Sprache kommen, die zur Lösungserreichung hinderlich sind, werden sie bearbeitet.

Supervision hingegen ist eine eher stark personenbezogene Beratungsform. Ausgehend von der beruflichen Fragestellung steht in der Bearbeitung die Person des Supervisanden mit seinen eigenen psychischen Anteilen im Mittelpunkt.

Wie Schreyögg feststellt, hat der Begriff Supervision eine gewisse Abnutzung erfahren, »indem er oft zu ›klinisch‹ interpretiert wurde, d. h. zu eng an psychotherapeutischen Arbeitsformen und entsprechenden Themen.«[92] Vielleicht ist auch hier ein Grund für die zunehmende Nachfrage nach Coaching zu sehen.

Zur Erinnerung: Einen möglichen Leitfaden zum Coachingprozess hatte ich in Kapitel 5 skizziert. Das dort skizzierte Phasenmodell lässt sich sowohl auf die interne Situation (»Der Anleiter/Mentor als Coach«) wie auch auf das externe Coaching anwenden. Zur weiteren Vertiefung sei auch auf Fischer-Epe[93] verwiesen.

Organisationsberatung

Organisationsberatung bezieht sich auf die Gesamteinrichtung. Organisationsberatung bedeutet aber nicht zwingend, mit allen in der Organisation Tätigen in einen direkten Beratungsprozess einzusteigen.

Die Erfahrung zeigt, dass es immer wieder sinnvoll ist, sich bei Einzelfragen mit jemandem außerhalb des eigenen Systems zu beraten. Sinnvoll ist auch, Veränderungsprozesse von außen begleiten zu lassen. Skizziert sei hier das Verständnis systemischer Organisationsberatung nach König &Volmer.

---

92 Schreyögg, A. (1996). Coaching: eine Einführung für Praxis und Ausbildung. 2. Aufl. Frankfurt: Campus, S. 60
93 Fischer-Epe, M. (2011). Coaching – Miteinander Ziele erreichen. 3. Aufl. Reinbek: Rowohlt

Die systemische Organisationsberatung

Systemische Organisationsberatung geht davon aus, dass Soziale Systeme wie Teams, Abteilungen, Gesamteinrichtungen mehr sind als lediglich die Summe ihrer einzelnen Teile.

Soziale Systeme sind bestimmt von:
- den in ihnen handelnden Personen (Mitarbeiter usw.)
- den individuellen und gemeinsamen Deutungsmustern
- den in dem System geltenden sozialen Regeln
- den Interaktionsstrukturen
- der Systemumwelt
- der Entwicklung des jeweiligen Systems (Geschichte usw.)

Von ihrem Selbstverständnis her baut systemische Organisationsberatung auf den bestehenden Strukturen einer Organisation auf und macht sie für Veränderungen nutzbar. Systemische Organisationsberatung basiert auf einer **zentralen Wertvorstellung von Autonomie.**

Autonomie gilt für den Einzelnen und für das gesamte soziale System: »Organisationsberatung ist keine Organisationsveränderung von außen, wobei versucht wird, ein soziales System nach den Vorstellungen des Beraters umzuformen. Sondern Organisationsberatung bedeutet, die Ressourcen des Systems zu nutzen und es zu unterstützen, die für dieses System passenden Veränderungen zu planen und umzusetzen.«[94]

Systemische Organisationsberatung ist lösungsorientierte Beratungsarbeit, abgestellt auf die Person(en) bzw. das System, in dem sich Ratsuchende bewegen.

Ausgehend von der individuellen Zielstellung findet systemische Organisationsberatung statt in Form der:
- Einzelberatung (Coaching von Führungskräften);
- Beratung von Teams (z. B. Projektteams; Teamentwicklungsworkshops);
- Beratung der Gesamteinrichtung (z. B. bei der Entwicklung eines Leitbildes).

Art und Dauer des Prozesses werden auch hier wieder individuell vereinbart. Es sind also verschiedene Möglichkeiten auf dem Markt, um die persönliche Entwicklung und die Entwicklung der Einrichtung voranzutreiben bzw. ihr neue Impulse zu geben. Wie Sie festgestellt haben, ist eine scharfe Unterscheidung der Begriffe schwierig, oder anders ausgedrückt: das nicht einheitliche Verständnis kann leicht verwirren.

---

94 König & Volmer, 1996, S. 259

Dies legt nahe, sich vor dem Eingehen eines entsprechenden Kontraktes genau über seine Zielrichtung klarzuwerden und sich in Vorgesprächen mit potenziellen Beratern und deren Konzeptionen genau zu befassen:

- Welche Fragen stellen sich mir in der Einrichtung, für die ich eine externe Beratung möchte?
- Was möchte ich erreichen?
- Was will ich in jedem Fall vermeiden?
- Welche Arbeitsform könnte ich mir vorstellen (bspw. Einzel- oder Teamberatung)?
- Welches Budget steht mit zur Verfügung (Zeit, Geld usw.)?

7.1.1.2 Hilfestellung auf Gegenseitigkeit: Kollegiale Beratung

Neben den oben vorgestellten Möglichkeiten, Berufszufriedenheit etc. zu entwickeln bzw. zurück zu gewinnen oder die Organisation weiter zu entwickeln, steht die selbst organisierte Arbeitsform der Kollegialen Beratung.

Kollegiale Beratung

Bei der kollegialen Beratung treffen sich Mitarbeiter desselben Arbeitgebers oder, vergleichbar der Gruppensupervision, Mitarbeiter aus ähnlichen oder gleichen Arbeitsfeldern unterschiedlicher Einrichtungen, um miteinander ihre beruflichen Fragen zu beraten. Diese Arbeitsgruppen geben sich selbst eine Struktur und bearbeiten ihre Fragestellungen ohne einen externen Supervisor, Coach oder Organisationsberater.

Wichtig hierbei ist: Wenn ein Team in Form der kollegialen Beratung arbeiten will, so müssen sich die Teammitglieder untereinander gut verstehen. Team- und Beziehungskonflikte können in dieser Arbeitsform selbstverständlich nicht bearbeitet werden.

Ziele und Reflexionsschwerpunkte nach Fallner & Gräßlin[95]:

- Mein Handeln in der Situation
- Meine Persönlichkeit in der Szene
- Meine Kontakte zu Partnern im Arbeitsprozess
- Meine (helfende) Beziehung zu Adressaten und Klienten
- Meine Rolle innerhalb der Institution
- Meine Fachlichkeit im Praxisfeld
- Mein Erfolg und Misserfolg in der Arbeit

[95] Fallner, H. & Gräßlin, H.-M. (1990). Kollegiale Beratung – Eine Systematik zur Reflexion des beruflichen Alltags. Hille: Ursel-Busch-Fachverlag

Kollegiale Beratungsgruppen arbeiten in einer festen Schrittfolge. Diese Schrittfolge lässt sich an Modelle anlehnen, wie sie bspw. Fallner & Gräßlin, Mutzeck[96] oder Tietze[97] beschreiben. Gut geeignet erscheint mir folgende Sechs-Schrittfolge, die sich im Wesentlichen an Fallner & Gräßlin orientiert:

1. Problemeinbringer schildert den Fall/die Situation.
2. Rückfragen aus der Gruppe (hier keine Interpretationen, sondern Fragen zum Sachverhalt mit dem Ziel, den Sachverhalt weiter zu erhellen).
3. Gruppe berät die Situation; Problemeinbringer schweigt, konzentriert sich aufs Zuhören.
4. Jeder Berater formuliert einen Lösungsweg; Problemeinbringer konzentriert sich weiterhin aufs Zuhören.
5. Problemeinbringer bezieht Stellung zur Beratung der Gruppe und den eingebrachten Lösungsvorschlägen.
6. Feedback aller an der Beratungsrunde Beteiligten.

Fallner & Gräßlin selbst entwickelten ein 6-Phasen-Modell mit 15 Schritten. Eine Beratungssequenz dauert zwischen ca. 60 und 90 Minuten.

7.1.2 Fortbildung und Training

Fortbildung und Training sollen den Erwerb neuen Wissens bringen, Gelerntes auffrischen, berufliches Handeln reflektieren und neue Methoden und Handlungsfolgen trainieren.

Fortbildung und Trainings können in externer Form stattfinden, d.h. in Fortbildungsinstituten (z.B. Heimvolkshochschulen, Akademien) oder in interner Form in der eigenen Einrichtung. Sinnvoll ist beides: In der internen Form werden in der Regel mehr Personen erreicht, die gemeinsam lernen/trainieren und dabei miteinander etwas erleben, was -im Nebeneffekt- den Zusammenhalt untereinander fördern hilft.

Erfahrungsgemäß tut es aber auch immer wieder gut, aus dem »Dunstkreis« der eigenen Einrichtung ein paar Tage »auszubrechen«, über den eigenen »Tellerrand« zu schauen und sich in einer zunächst fremden Gruppe einem Lernprozess zu stellen. Als Fortbildner und Trainer weiß ich, dass dabei der Austausch nach den eigentlichen Lerneinheiten für die Teilnehmer in der Regel genauso wichtig und lehrreich ist wie die Zeit, in der im Seminarraum miteinander gearbeitet wurde.

---

[96] Mutzeck, W. (1996). Kooperative Beratung. Grundlagen und Methoden der Beratung und Supervision im Berufsalltag. Weinheim: Deutscher Studien Verlag

[97] Tietze, K.O. (2010). Kollegiale Beratung. Problemlösungen gemeinsam entwickeln. 4. Aufl. Reinbek: Rowohlt

Schließen möchte ich mit einer kleinen Geschichte[98]. Ich will damit zum Ausdruck bringen, dass es Mut kostet, etwas Neues zu wagen und dass man auch mal ins Stolpern geraten kann. Aber wir alle brauchen Visionen, die uns leiten. Dabei können wir den Begriff »Visionen« vielleicht übersetzen mit »geerdeten Träumen«. Wir stehen im Hafen der harten Realität, haben jedoch eine Idee davon, wo es hingehen soll – und erleiden auf dem Weg dorthin manchen Schiffbruch. Aber ohne Aufbruch keine Veränderung – bei keinem Tun – und auf unser Thema bezogen auch nicht im Kontext Praxisanleitung und Einarbeitung neuer Mitarbeiter.

»Neues wagen – Spott ertragen
Der Dachs und der Iltis trafen sich bei ihrer nächtlichen Futtersuche im Walde; und da sie sich lange nicht gesehen hatten, gingen sie plaudernd ein Stück des Weges nebeneinander her. Während aber der Dachs auf den Weg achtete, blickte der Iltis immer wieder zum nächtlichen Himmel hinauf, übersah dabei einen Wassertümpel und fiel hinein. Das war zwar weiter nicht schlimm, der Dachs aber wußte sich vor Lachen nicht zu halten und rief einmal ums andere: Das kommt davon, wenn man die Nase so hoch trägt!
Danach ging der Dachs alleine weiter.
Der Iltis putzte noch eine Weile an sich herum, blickte wieder zum Himmel und setzte dann auch seinen Weg fort. Bald traf er jedoch wieder auf den Dachs, der sich verirrt hatte und froh war, daß der Iltis ihn glücklich nach Hause brachte.
Wie hast du das so leicht geschafft? fragte der Dachs.
Ich habe mich nach den Sternen gerichtet, antwortete der Iltis.
Und dafür nimmst du in Kauf, daß du hin und wieder in einen Tümpel fällst, meinte der Dachs.
Und daß ein Dachs darüber lacht, sagte der Iltis.«

Reflexion:

Situationen, die verunsichern und Ängste wecken: Wo stehe ich – Wo steht unsere Einrichtung?

Lernende bleiben: Wo stehe ich – Wo steht unsere Einrichtung?

- Wie steht es zurzeit mit Ihrer eigenen Berufs-Motivation?
- Was wünschen Sie sich von Ihrer Einrichtung an begleitenden Hilfen?
- Was sind Sie bereit, dafür selbst zu investieren?
- Welches Verständnis von Fortbildung, Supervision usw. ist in Ihrer Einrichtung zurzeit etabliert?
- Wo möchten Sie hin – und welche Schritte sind Sie bereit, dafür zu gehen?

98 Scherpner, M.; Richter-Markert, W. & Sitzenstuhl, I. (1992). Anleiten, Beraten und Lehren: Prinzipien sozialarbeiterischen Handelns – Anregungen für die Praxisanleitung und Beratung von Mitarbeiterinnen. Stuttgart: Eigenverlag des Deutschen Vereins für öffentliche und private Fürsorge,

7.2 Zur Notwendigkeit von Maßnahmen zur langfristigen Bindung von Mitarbeitenden

Wichtig ist mir, noch einmal auf die anfangs aufgeworfenen Fragen zurück zu kommen. Es sollte deutlich werden, dass jede Anstrengung der Einichtungen und Dienste in Bezug auf gute Anleitungs- und Enarbeitungsrozesse immer das «Ganze" im Blick haben muss, nicht nur den einzelnen neuen Mitarbeiter oder Auszubildenden, sondern genauso den Gesamtbetrieb und die ganze Pflegebranche. (Gehäuft vorkommende) passende oder unpassend gestaltete Prozesse im Unternehmen werden sich (auf Dauer) immer mit Imagegewinn oder Imageverlust bemerkbar machen.

Daher will ich in Ergänzung zu den Konzepten der Einarbeitung und Anleitung den Gesundheitsaspekt in den Mittelpunkt stellen, ein Thema, von dem ich der festen Überzeugung bin, dass es das »Megathema« der Zukunft wird, wenn es dies nicht längst ist.

In Gesundheit zu investieren, sie zu einem leitenden Thema im Rahmen der Personalentwicklung zu machen, erscheint mir ein »Gebot der Stunde«. Und wer hier »gut aufgestellt« ist, wird bei Auszubildenden bzw. wechselwilligen (Fach-)Kräften gut »punkten« können.

Zum Ausgangspunkt nehmen wir die Ottawa-Charta der Weltgesundheitsorganisation, befassen uns mit einigen ausgewählten Gedanken zu »Pflege bis 67«, bevor wir auf Aspekte aus der finnischen Arbeitswissenschaft kommen, die, umgesetzt, einen guten Weg darstellen, das Thema Gesundheit im Betrieb anzugehen.

All das wird ein Beitrag zu verstärkter Berufszufriedenheit und mittelbar zur Sicherung der Pflegequalität (vgl. Untertitel) sein.

7.2.1 Gesund bleiben von Anfang an: Betriebliches Gesundheitsmanagement und die Ottawa-Charta

In der Ottawa-Charta der Weltgesundheitsorganisation aus 1986 heißt es: »Die Art und Weise, wie eine Gesellschaft die Arbeit, die Arbeitsbedingungen und die Freizeit organisiert, sollte eine Quelle der Gesundheit und nicht der Krankheit sein. Gesundheitsförderung schafft sichere, anregende, befriedigende und angenehme Arbeits- und Lebensbedingungen.«[99]

[99] WHO, zit. n. Oppolzer, A. (2006). Gesundheitsmanagement im Betrieb. Integration und Koordination menschengerechter Gestaltung der Arbeit. Hamburg, VSA-Verlag, S. 22

Glücklicherweise tun Einrichtungen der Gesundheits-, Alten- und Behindertenhilfe inzwischen sehr viel im Rahmen von Gesundheitsprojekten. Vielfach, so meine Beobachtung, wird mit Krankenkassen zusammen gearbeitet (z.B: unter der Überschrift »Gesunde Woche« oder mit dem Motto »Älter werden und gesund bleiben«). Dabei werden Gesundheitschecks im Betrieb angeboten (Messungen von Blutzuckerspiegel, des Blutdrucks, der Seh- und Hörfähigkeit, der Koordinationsfähigkeit, …). Entspannungstechniken wirden vorgestellt, Ernährungsberatung wird geboten, Mobile Massage am Arbeitsplatz durchgeführt u. ä. m.

Oppolzer spricht hier von der Aufgabe des Betrieblichen Gesundheitsmanagements als »Sicherung und Verbesserung der Gesundheit sowie der Leistungsfähigkeit und Leistungsbereitschaft der Beschäftigten, was vielfach auf die Formel ›Gesunde Unternehmen durch gesunde Beschäftigte‹ gebracht wird.«[100]

Ein so oder ähnlich formulierter Satz im Einrichtungsleitbild – und natürlich das erlebte Handeln dahinter, wird zum positiven Image der Einrichtung deutlich beitragen können.

7.2.2 Pflegen bis 67 – wie kann das gehen?

»Pflegen bis 67 – wie kann das gehen?« Das ist auch eine Frage, auf die die Gesellschaft, der einzelne Mitarbeiter, insbesondere aber der (Ausbildungs-)Betrieb, Antworten finden muss.

Was kann hier zur Attraktivität des Unternehmens beitragen? Wolfgang Hien hat in einem Vortrag[101] folgende Vorschläge gemacht, die ich für sehr bedenkenswert halte:

Grundlegend – auch für eine alternsgerechte Arbeitsgestaltung – ist die Untersuchung und Beurteilung der Arbeitsbedingungen hinsichtlich gesundheitlicher Gefährdungen und die sich daraus ergebenden Schutz- und Gestaltungsmaßnahmen.

Für ältere Pflegekräfte bedarf es einer Aufwertung des Erfahrungswissens, einer Erweiterung ihres Handlungsspielraums und besonderer Angebote des Erfahrungsaustauschs, der Weiterbildung und Umqualifizierung.

Pflegearbeit lebt von den zwischenmenschlichen Beziehungen, die sich im Interaktionsprozess zwischen Pflegenden und den Zu-Pflegenden aufbauen (Gefühlsarbet). Dies ist eine salutogene Grundressource für beide Partner/innen in der Pflege.

---

[100] Oppolzer 2006, S. 17

[101] http://www.wolfgang-hien.de/download/Pflege1.pdf

In einer Studie zu diesem Thema[102] führt eine Pflegekraft (aus dem ambulanten Bereich) aus: »Bis 67 – ja, das ginge genau dann, wenn die Arbeitsbedingungen sich ändern würden: mehr Personal, mehr Wertschätzung, mehr Reflexion, ja, und Zuwendung. Jemand, der immer nur Zuwendung gibt, braucht auch selbst Zuwendung!«

Damit sind wir erneut bei den Aspekten guter, »gesunder« Führung, wie bereits im Eingangskapitel benannt.

7.2.3 Arbeitsbewältigungsfähigkeit, Arbeitsbewältigungscoaching und das Haus der Arbeitsfähigkeit

In der finnischen Arbeitswissenschaft wurde ein Verfahren entwickelt, mit dem sich Arbeits(bewältigungs)fähigkeit sowohl individuell als auch für einen ganzen Betrieb messen lässt.

Arbeitsbewältigungsfähigkeit ist dann gegeben, wenn ein Gleichgewicht zwischen den Anforderungen des Betriebes auf der einen Seite und der Fähigkeit, diese zu erfüllen, auf der anderen Seite besteht. Die Arbeitsbewältigungsfähigkeit bezieht sich dabei auf alle funktionellen Kapazitäten, die der Beschäftigte mitbringt, verstanden als die Gesamtheit aus physischer, mentaler, psychischer und sozialer Leistungsfähigkeit.

Darüber hinaus wurde das Instrument des Arbeitsbewältigungs-Coachings konzipiert. Dadurch angeregt und unterstützt kann der einzelne Mitarbeiter seine individuelle Arbeitsbewältigungsfähigkeit dauerhaft erhalten, wiederherstellen oder verbessern.

Diese Konzepte lassen sich auf den ganzen Betrieb ausweiten. Wenn Einrichtungen dies tun, verpflichten sie sich selbst zu betrieblichen Maßnahmen zur Förderung der Arbeitsfähigkeit und unterstützen damit die individuellen Vornahmen und Selbstverpflichtungen ihrer Mitarbeiter. Sie betrachten das Thema »Gesundheit im Betrieb« als doppelte Verantwortung, die des Mitarbeiters persönlich und die des Betriebs mit entsprechenden Unterstützungsmaßnahmen. Das finnische Modell orientiert sich am sogenannten Haus der Arbeitsfähigkeit (vgl. Abbildung 1).

Mit dem Haus der Arbeitsfähigkeit lassen sich sowohl der einzelne Mitarbeiter als auch der Gesamtbetrieb ganzheitlich betrachten. Dabei symbolisiert das unterste Stockwerk die körperliche und psychische Gesundheit des Mitarbeiters. Darauf bauen im zweiten Stockwerk die Kompetenzen, das Wissen und Können der Beschäftigten auf. Das dritte Stockwerk symbolisiert die Werte, es beinhaltet die »Seele der Arbeitsfähigkeit«[103].

---

[102] Hien, W.(2009). Pflegen bis 67? Die gesundheitliche Situation älterer Pflegekräfte. Frankfurt/Main: Mabuse, S. 10
[103] Giesert 2011, S. 27

Wichtig für gute Arbeitsfähigkeit ist, dass Mitarbeiter sich mit ihren persönlichen Einstellungen und Motiven in Einklang mit der eigenen Arbeit erleben. Das vierte Stockwerk symbolisiert die Arbeit selbst, alle Faktoren, die den Arbeitsplatz zu dem machen, was er ist: »Die Arbeitsaufgabe und die daraus entstehenden Anforderungen, das soziale Umfeld mit Kollegen und Vorgesetzten, die Struktur der Organisation, in der man arbeitet, und die Arbeitsumgebung in Form von z.B. Räumen, Lichtverhältnissen, Mobiliar«[104]. Dieser Stock drückt von oben auf die unteren Stockwerke.

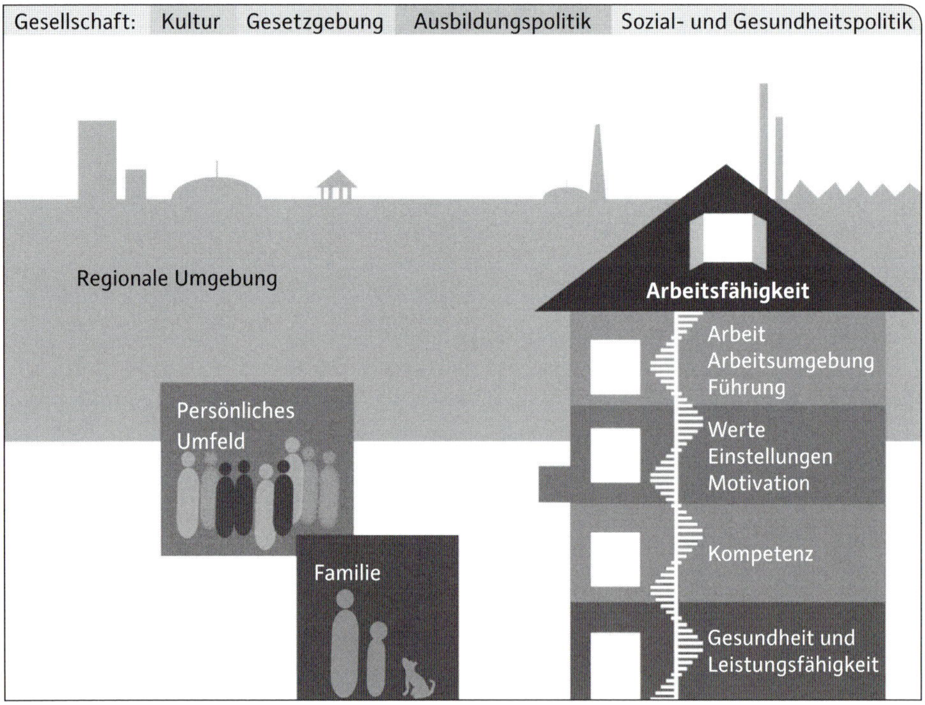

Abb. 1: Haus der Arbeitsfähigkeit.[105]

»Das Haus der Arbeitsfähigkeit bietet eine solide Basis, um ein besseres und längeres Arbeitsleben zu realisieren. Ziele von Förderungsmaßnahmen sind dann eine gute Gesundheit, gute Kompetenz, gute Einstellungen gegenüber der Arbeit und eine gute, altersfreundliche Arbeitsgestaltung.«[106] Und dabei gilt: Die »Leistung, die ich erbringe,

---

[104] Ebd., S. 23

[105] Ilmarinen, J. (2011). Arbeitsfähig in die Zukunft. In: Giesert, M. (2011). Arbeitsfähig in die Zukunft. Hamburg: VSA-Verlag, S. 21

[106] Ebd.

und die Emotionen, die dabei geweckt werden«, sind die zwei Seiten der Arbeit. »Arbeit, die Freude macht, Sinn gibt und ausführbar ist, hält länger.«[107] [108]

Einrichtungen und Dienste, die diese hier nur kurz skizzierten Konzepte nutzen, tun nicht nur nachweislich aktiv viel Gutes im Gesundheitsschutz und zur Gesundheitsförderung ihrer Mitarbeitenden (von Anfang an) – sondern sie machen sich außerdem attraktiv am Arbeitsmarkt füt potenzielle neue Auszubildende und Mitarbeiter. So leisten sie ihren Beitrag zur Überwindung der Krise bzw. zur Bewältigung des Wendepunktes der Altenpflege heute (vgl. Vorwort zur 3. Auflage in diesem Buch).

Reflexion

Gesundheit und Arbeitsfähigkeit im Betrieb – von Anfang an:
Wo stehe ich?
Wo steht unsere Einrichtung?

»Wir werden immer älter, weniger und bunter«[109]

7.3 Praxisanleitung und Einarbeitung als Managementaufgabe

Nach jahrelangen Bemühungen von Verbänden, Einrichtungen und auch der Politik scheint es nun gelungen zu sein, speziell die Altenpflege von ihrem negativen Image befreit zu haben: Vom Schuljahr 2007/2008 bis zum Schuljahr 2011/12 verzeichnet man steigende Zahlen in den Ausbildungsgängen in der Altenpflege, Gesundheits- und Krankenpflege und Gesundheits- und Kinderkrankenpflege. Gab es im Schuljahr 2007/2008 bundesweit ca. 41 000 Auszubildende in der Altenpflege, so waren es im Schuljahr 2011/12 bereits ca. 56 000.

Diese jungen Menschen brauchen Hilfe beim Einstieg in eine möglichst lange berufliche Karriere. Auch hier gibt es inzwischen viele Konzepte, die Praxisanleitern weiterhelfen. So hat das Bundesministerium für Bildung und Forschung das Projekt »QUESAP« – Qualitätsentwicklung in der Altenpflegeausbildung« ins Leben gerufen: »Zentrales Anliegen von QUESAP ist die Verbesserung der betrieblichen Ausbildungs-

[107] Ebd., S. 27

[108] Zur Vertiefung seien empfohlen: Ilmarinen, J. (2011). Arbeitsfähig in die Zukunft. In: Giesert, M. (2011). Arbeitsfähig in die Zukunft. Hamburg: VSA-Verlag; Tempel, J. & Ilmarinen, J. (2013). Arbeitsleben 2025. Das Haus der Arbeitsfähigkeit im Unternehmen bauen. Hamburg: VSA-Verlag; in der Zusammenfassung Lummer, C. (2014): 50 Tipps für Führungsverantwortliche bei Personalmangel. Hannover: Schlütersche

[109] Hornung 2013, S. 152

prozesse in stationären und ambulanten Altenpflegeeinrichtungen, damit Auszubildende in der Entwicklung ihrer beruflichen Handlungskompetenz optimal unterstützt und gefördert werden und am Ende ihrer Ausbildung als gute Fachkräfte allen Anforderungen des beruflichen Alltags gewachsen sind.

Im Projekt QUESAP werden sechs Qualitätsbausteine erprobt:
- Ausbildungskonzept
- Ausbildungsplan
- Ausbildungsmethoden
- Beurteilung
- Lernortkooperation
- Qualitäts-Check

Die Anwendung dieser Bausteine führt nachweislich hin zu einer Erhöhung der Ausbildungsqualität.«

Die Erfahrungen von Pflegeeinrichtungen zeigen, dass allein schon die Beschäftigung mit einem Ausbildungskonzept dafür sorgt, dass das Thema »Anleitung« bzw. »gute Ausbildung« in seiner Bedeutung für die Einrichtung wahrgenommen wird: »Die anderen Mitarbeiterinnen und Mitarbeiter erkennen an, dass die Praxisanleitungen-für die AusbildungsarbeitZeit brauchen und dass die Auszubildenden keine »billigen« Arbeitskräfte sind.Ausbildung ist ebenfalls Arbeit, bei derUnterstützung durch alle-Fachkräfte in der Einrichtung gefordert ist.«

Ein Projekt wie QUESAP kann aber nur dann erfolgreich sein, wenn die Leitungs- und Trägerebenen der Einrichtungen dahinter stehen und für die erfolgreiche Implementation sorgen.

Deutlich wird außerdem, dass eine gute Praxisanleitung und Einarbeitung, die ausgerichtet ist auf eine langfristige Bindung der Mitarbeitenden ans Unternehmen, nicht durch die Praxisanleiter/innen und Mentor/innen allein geleistet werden kann. Vielmehr sind Konzepte und konkretes Vorgehen grundsätzliche Managementaufgaben für die Einrichtungsleitung. Schließlich beginnt die Suche nach Auszubildenden schon lange bevor die jungen Menschen sich für einen Beruf entscheiden.

Führungskräfte sollten deshalb stets auch das Umfeld ihrer Einrichtung, die Einbindung in die Kommune im Blick haben. Wer bereits Schulkinder in die Einrichtung einlädt, wer Jugendliche zum Mitmachen auffordert, wer Praktikumsplätze bietet, hat letztlich Vorteile. Jede Öffentlichkeitsarbeit, jede (positive) Darstellung der Einrichtung macht neugierig – auch junge Menschen, die auf der Suche nach einem erfüllenden Beruf sind.

Fazit

Praxisanleitung und Einarbeitung gehören zu den Führungs- und Organisationsaufgaben. Angesichts von Personal- bzw. Fachkräftemangel braucht es heute mehr denn je ein strategisches Personalentwicklungskonzept. Nur so können Einrichtungen systematisch zukünftige/neue Mitarbeitende finden, fördern und langfristig binden. Eine gute Anleitung, eine gute Einarbeitung sind Teil der Managementstrategie.

7.3.1 Das umfassende Personalkonzept

Als Anregung und zum Weiterdenken stelle ich Ihnen eine grobe Gliederung für ein Führungskonzept vor, in dem die gesamte Personalbetreuung, -förderung, -entwicklung und Gesunderhaltung berücksichtigt ist. Das Konzept orientiert sich am »Lebenszyklus« des Mitarbeiters im Unternehmen, betrachtet somit die Gewinnung, den Einstieg, die Förderung, den Ausstieg und Sondersituationen im »Lebenslauf«.

»Unser Personalführungs-, Personalbeschaffungs-, Personalbetreuungs, Personalförderungs- und -entwicklungskonzept

I Präambel

- Unsere Grundsätze zu Führung
- Was wir von Mitarbeiterinnen und Mitarbeitern erwarten
- Was Mitarbeiterinnen und Mitarbeiter von uns erwarten dürfen
- Unser Haus als Ausbildungsbetrieb
- …

II Personalbeschaffung

- Regularien zur Stellenausschreibung (darin: klären, welche Stellen intern bzw.
- extern ausgeschrieben werden)
- Leitfäden für Bewerbungsgespräche
- Entscheidungskriterien für Stellenbesetzungen
- Bewerbungsverfahren für Auszubildende
- …

III Personaleinsatz

- Einarbeitungsleitfäden für neue Mitarbeiterinnen und Mitarbeiter
- Konzepte zur Praxisanleitung von Auszubildenden
- …

IV Personalbetreuung und anlassbezogene Gesprächsformen

- Dienstgespräche mit Einzelnen und mit Teams
- Ausdrucksmöglichkeiten von Anerkennung, Lob und Wertschätzung
- Mitarbeiter-Jahresgespräche (je nach Entwicklungsstand der Einrichtung mit Zielvereinbarungssystem)
- Mitarbeitergespräche MAG 55+
- Mitarbeiterbeurteilungssystem (je nach Entwicklungsstand der Einrichtung) Coachinggespräche
- Kritik- und Konfliktgespräche
- Fehlzeitengespräche
- Rückkehrgespräche/Willkommensgespräche (z. B. nach längerer Erkrankung)
- Betriebliches Eingliederungsmanagement (BEM)
- Umgang mit Sucht und Abhängigkeit
- Hilfe bei (vermuteten) seelischen Erkrankungen
- Umgang mit persönlicher Überschuldung (Lohnpfändungen etc.)
- Ermahnungsgespräche
- Abmahnungsgespräche
- Vereinbarungen für Dienstjubiläen
- …

V Personalförderung-, -entwicklung und -gesunderhaltung

- Unsere förderungsfähigen Personalentwicklungsinstrumentarien (z. B. Supervision, Coaching, Teamentwicklung, interne und externe Fort- und Weiterbildung, Arbeits-Bewältigungs-Coaching (ab-c))
- Regularien zur Beantragung und Gewährung von Personalentwicklungsmaßnahmen
- Unsere Verfahren, Gelerntes auszuwerten und in den Alltag zu integrieren: von der Bedarfsfeststellung bis zur Implementierung neuen Wissens in die Einrichtung
- Wege zum Entwickeln von Nachwuchsführungskräften
- Aspekte alter(n)sgerechter Führung
- Regularien zur Gesunderhaltung und Gesundheitsförderung
- …

VI Personalaustritt

- Austrittsgespräch
- Zeugnisregularien
- Übergangscoaching
- Verabschiedungsrituale
- Kontakt zu ehemalig Mitarbeitenden
- usw.«[110]

---

[110] Erweitert nach Lummer 2012, S. 14 f. und 2013, S. 25 f.

Führungskräfte haben den Erfolg ihrer Einrichtung in der Hand – das gilt für die Ausbildung genauso wie für die Einarbeitung. Beide Prozesse müssen nicht nur strategisch geplant, sondern auch wertschätzend durchgeführt werden. Karla Kämmer[111] hat 14 Regeln für den Alltag entworfen, die jede Führungskraft nutzen sollte, um ihre Mitarbeitenden zu einem besseren beruflichen Erfolg zu führen:

1. Bestätigen Sie Ihre Mitarbeitenden positiv und stärken Sie sie durch ehrliches Lob.
2. Pflegen Sie den persönlichen Kontakt im Umgang; betonen Sie, was gelingt, was gut ist, was Ihr Gegenüber kann. Merken Sie sich, dass Sie einen Mitarbeiter deutlich mehr bestätigen und loben als zu kritisieren. Vergleichen Sie diese Art des Umgangs mit Ihrer derzeitigen Führungskultur.
3. Verfeinern Sie Ihre Wahrnehmung so, dass Sie Potenziale/Möglichkeiten einer Person bewusst wahrnehmen, geben Sie Raum zur Erweiterung.
4. Beschreiben Sie mit den Teams Ihre Vision, der Sie gemeinsam folgen. Konkretisieren Sie den Auftrag zum Handeln immer wieder neu, z. B. zu Beginn von Arbeitssitzungen: »Was müssen wir tun, damit die verbrachte Zeit nützlich für uns war?« Legen Sie sich auf konkrete Ziele fest.
5. Suchen Sie Unterstützer. Nehmen Sie sich Zeit, sie zu identifizieren und zu gewinnen.
6. Schauen Sie auf den Nutzen. Stellen Sie sich die positiven Auswirkungen vor, die das Erreichen der Ziele mit sich bringt.
7. Nehmen Sie bisherige Fortschritte wahr und ordnen Sie diese auf einer Skala von 0 bis 10 ein. Definieren Sie den jeweils nächsten Schritt und legen Sie fest, was Sie dafür tun.
8. Planen Sie zukünftige Fortschritte als Vorankommen in kleinen Schritten und mit anschaulichen Bildern.
9. Stellen Sie sich den Herausforderungen!
10. Fördern Sie Optimismus. Listen Sie regelmäßig alle verfügbaren Ressourcen und alle Informationen auf, die Ihren Zielen nutzen.
11. Geben Sie ein Versprechen. Entscheiden Sie sich zum nächsten Schritt und teilen Sie diesen Ihren Unterstützern mit.
12. Führen Sie ein Fortschrittstagebuch und legen Sie es für die Mitarbeitenden offen aus. Regen Sie sie dazu an, selbst etwas einzutragen.
13. Bereiten Sie sich auf Rückschläge vor. Entwickeln Sie Ideen, wie man damit umgehen kann und wie sie künftig zu vermeiden sind.
14. Feiern Sie Erfolge mit ihren Unterstützern.

---

111 Kämmer, K. (2013). Pflegemanagement. Hannover: Schlütersche, S. 18

LITERATUR

Akademie für Führungskräfte der Wirtschaft GmbH (2002). Mythos Team auf dem Prüfstand. Teamarbeit in deutschen Unternehmen. Akademie-Studie, Bad Harzburg. www.die-akademie.de

Assemi, M. (1996). Balance zwischen Himmel und Hölle. Erst große Erwartungen, dann der große Frust: Praktikumserfahrungen in einem Berliner Pflegeheim. In: Altenpflege, 11/96, 716–718. Hannover: Vincentz

Ausbildungs- und Prüfungsverordnung für den Beruf der Altenpflegerin und des Altenpflegers (Altenpflege-Ausbildungs- und Prüfungsverordnung – AltPflAPrV) vom 26. November 2002. In: Bundesgesetzblatt Jahrgang 2002 Teil I Nr. 81, ausgegeben zu Bonn am 29. November 2002

Argyle, M. (1972). Soziale Interaktion. Köln: Kiepenheuer & Witsch

Argyle, M. (1975). Bodily Communication. London: Methuen

Argyle, M. (1985). Körpersprache und Kommunikation. 3. Aufl. Paderborn: Junfermann

Argyle, M. & Trower, P. (1981). Signale von Mensch zu Mensch. Die Wege der Verständigung. Weinheim: Beltz

Bachmair et al. (1996). Beraten will gelernt sein. 6. Aufl. Weinheim: Beltz

BAGFW-Empfehlungen für die Qualifizierung (Weiterbildung) und Tätigkeit der Mentorin/des Mentors in der Altenpflegeausbildung. Bonn: unveröffentlicht 1993

BAGFW-Empfehlungen für die Qualifizierung (Weiterbildung) und Tätigkeit der Mentorin/des Mentors in der Altenpflegeausbildung. Bonn: unveröffentlicht 1996

Becker, M. & Hempeler, H.-W. (1997). Die Lage richtig beurteilen. In: Altenpflege, 11/97, 41–43. Hannover: Vincentz

Beier, A.; Hatzer, E.; Hauenstein, F.; Kudelko, H. & Wieprecht (2000). Praxisanleitung – eine Zumutung für Patienten? In: Pflege aktuell, 4/2000, 224–226. Eschborn: DBFK

Beine, K. (1997). Leben oder Tod. Einstellungen zur aktiven Sterbehilfe bei Altenpflegepersonal. Altenpflege Forum, Nr. 3., 5. Jg. Sept. Hannover: Vincentz

Belbin, M. (1986). Management Teams. Why they Succeed or Fail. London: Heinemann

Berkel, K. (1992). Konflikttraining. 3. Aufl. Heidelberg: Sauer

Berkel, K. (2011). Konflikttraining. 11. durchgesehene Aufl. Hamburg: Windmühle

Berne, E. (1967). Spiele der Erwachsenen. Psychologie der menschlichen Beziehungen. Reinbek: Rowohlt

Berne, E. (1983). Was sagen Sie, nachdem Sie ›GutenTag‹ gesagt haben? Psychologie des menschlichen Verhaltens. Frankfurt: Fischer

Bertelsmann-Stiftung: Versorgungslücke in der Pflege sorgt für Handlungsdruck bei den Kommunen. »Pflegereport 2030« der Bertelsmann Stiftung prognostiziert: Pflegebedarf steigt um 50 Prozent – rund 500 000 Vollzeitkräfte in der Pflege fehlen. Pressemeldung vom 19.11.2012. Im Internet: http://www.bertelsmann-stiftung.de/cps/rde/xchg/bst/hs.xsl/nachrichten_114244.htm [Zugriff 27. Mai 2014]

Birker, G. & K. (2000). Was ist NLP? Grundlagen und Begriffe des Neuro-Linguistischen Programmierens. 3. Aufl. Reinbek: Rowohlt

Blietschau, P. (2011). Checklisten erleichtern die Einarbeitung. In: Lummer, C. (2011). Fit für Job und Team – Neue Mitarbeiter einarbeiten. In: CNE.fortbildung 4.2011, Lerneinheit 15 Heft 4 2011, 14-115. Stuttgart: Thieme

Böning, U. (2000). Bedarf an persönlicher Beratung wächst. In: management & training, H 4, 27. Jg. April 2000, 10–14. Neuwied: Luchterhand

Bonnafont, C. (1980). Die Botschaft der Körpersprache. 3. Aufl. Genf: Ariston

Branstner, G. (1987). Der Esel als Amtmann – Fabeln für Erwachsene. Eschborn: Klotz

Buckingham, M. & Coffman, C. (2005). Erfolgreiche Führung gegen alle Regeln. Wie Sie wertvolle Mitarbeiter gewinnen, halten und fördern. Konsequenzen aus der weltweit größten Langzeitstudie des Gallup Instituts. 3. Aufl. Frankfurt: Campus

Bundesarbeitsgemeinschaft der Freien Wohlfahrtspflege e.V. (1993). BAGFW Empfehlungen für die Weiterbildung zur Praxisanleiterin/Mentorin in der Altenpflegeausbildung. Bonn

Bundesarbeitsgemeinschaft der Freien Wohlfahrtspflege e.V. (1996). BAGFW Empfehlungen für die Weiterbildung zur Praxisanleiterin/Mentorin in der Altenpflegeausbildung. Bonn

Bundesministerium für Familie, Senioren, Frauen und Jugend (Hrsg.) (2006). Institut für gerontologische Forschung Berlin: Erfolgreiche Praxisanleitung in der Altenpflegeausbildung. Eine Investition in die Zukunft. Empfehlungen für Ausbildungsstätten in der Altenpflege. Berlin

Bundesministerium für Familien, Senioren, Frauen und Jugend (2011). Altenpflegeausbildung. Informationen zu Ausbildung und Beruf der Altenpflegerinnen und Altenpfleger. 3. Aufl. Berlin

Burisch, M. (o.J.). Das Burnout-Syndrom. Theorie der inneren Erschöpfung. Springer, Berlin u.a. 1989 Caritasverband für die Erzdiözese Freiburg e.V.: Katalog Muster-Stellenbeschreibungen im stationären Altenhilfebereich. Freiburg

Caritasverband für die Erzdiözese Freiburg e.V. (o.J.). Muster-Stellenbeschreibung für eine/n Mentor/-in in Einrichtungen der stationären Altenhilfe. Freiburg

Czichos, R. (1991). Coaching = Leistung durch Führung. München: Reinhardt

Deutscher Caritasverband (Hrsg.) (1992). Bedeutung und Bedingungsrahmen von Supervision. Sonderdruck der Zeitschrift Caritas. H 1. Freiburg: Lambertus

Deutscher Verein für öffentliche und private Fürsorge (Hrsg.) (1993). Fachlexikon der sozialen Arbeit. 3. ern. u. erw. Aufl. Frankfurt: Eigenverlag

Dieckhoff, D. (1978). Einarbeitung neuer Mitarbeiter lohnt sich. In: Die Schwester/Der Pfleger, 39. Jg. 01/2000, 76–81. Melsungen: Bibliomed-Medizinische Verlagsgesellschaft

Dörner, K. & Plog, U. (1978). Irren ist menschlich. Wunstorf: Psychiatrie-Verlag

Eibl-Eibesfeld, I. (1978). Grundriß der vergleichenden Verhaltensforschung. München: Piper

Fallner, H. & Gräßlin, H.-M. (1990). Kollegiale Beratung – Eine Systematik zur Reflexion des beruflichen Alltags. Hille: Ursel-Busch-Fachverlag

Fengler, J. (1991). Helfen macht müde. Zur Analyse und Bewältigung von Burnout und beruflicher Deformation. München: Pfeiffer

Fischer-Epe, M. (2011). Coaching – Miteinander Ziele erreichen. 3. Aufl. Reinbek: Rowohlt

Fittkau, H. M. (1994). Kommunizieren lernen (und umlernen). 7. Aufl. Aachen: Hahner Verlagsgesellschaft

Forschungsgesellschaft für Gerontologie e.V. (1992). Rahmencurriculum »Praxisanleitung«. 2. Teilbericht im Rahmen des Projektes: »Curriculumentwicklung für Pflegefachkräfte«. Dortmund unveröffentlicht

Francis, D. & Young, D (2002). Mehr Erfolg im Team. Ein Trainingsprogramm mit 46 Übungen zur Verbesserung der Leistungsfähigkeit in Arbeitsgruppen. Hamburg: Windmühle

Friehling-Sonnenberg, W. (1995). Sexualität im Altenheim. In: Theorie und Praxis der Sozialen Arbeit, Nr. 45 (11) 1995, 427–436. Münster: Votum Verlag

Gallup-Organisation (2014). Emotionale Mitarbeiterbindung wirkt als Schutzimpfung gegen Fluktuation. Im Internet: www.gallup.com/strategicconsulting/168164/pm-gallup-engagement-index-2013.aspx [Zugriff am 01.04.2014]

Geißler, K. A. (1983). Anfangssituationen. Was man tun und besser lassen sollte. 3. Aufl. Weinheim: Beltz

Geißler, K. A. & Hege, M. (1992). Konzepte sozialpädagogischen Handelns. Ein Leitfaden für soziale Berufe. 6. akt. Aufl. Weinheim: Beltz

Gellert, M. & Nowak, C. (2004). Teamarbeit Teamentwicklung Teamberatung. 2. überarb. Aufl. Meetzen

Georte, W. (2000). Einarbeitung neuer MitarbeiterInnen in der Pflege. In: Pflege aktuell, 4/2000, 228–231. Eschborn: DBfK

Gesetz über die Berufe in der Altenpflege (Altenpflegegesetz – AltPflG) vom 19. Juni 1994. In: Gesetz- und Verordnungsblatt für das Land Nordrhein-Westfalen – Nr. 37 vom 9. Juli 1994

Gesetz über die Berufe in der Altenpflege (Altenpflegegesetz – AltPflG). In: Bundesgesetzblatt Jahrgang 2003 Teil I Nr. 44, ausgegeben zu Bonn am 4. September 2003

Giesert, M. (Hrsg.) (2011). Arbeitsfähig in die Zukunft. Willkommen im Haus der Arbeitsfähigkeit. Hamburg: VSA-Verlag

Gordon, T. (1989). Managerkonferenz. Effektives Führungstraining. München: Heyne

Grond, E. (1997). Altenpflege als Beziehungspflege. Ein interaktionelles Pflegekonzept. Hagen: Brigitte Kunz

Grond, E. (1997). Altenpflege ohne Gewalt. Hannover: Vincentz

Grond. E. (2001). Sexualität im Alter. (K)ein Tabu in der Pflege. Hagen: Brigitte Kunz

Güntert, B.; Orendi, B. & Weyermann, U. (1991). Die Arbeitssituation des Pflegepersonals – Strategien zur Verbesserung. Bern: Huber

Hall, E.T. (1976). Die Sprache des Raumes. Düsseldorf: Schwann

Henke, F. (2003). Ausbildungsplan und Nachweisheft für die praktische Altenpflegeausbildung. Gemäß dem bundeseinheitlichen Altenpflegegesetz. Stuttgart: Kohlhammer

Herberich-Marx, G. & Raphael, F. (1988). Der verdrängte Körper – Sexualität und Körperpräsenz in Altenpflegeheimen. In: Göckenjan & von Kondratowitz: Alter und Alltag. Frankfurt

Hien, W.(2009). Pflegen bis 67? Die gesundheitliche Situation älterer Pflegekräfte. Frankfurt/Main: Mabuse

Hoffmann-Gabel; B. (2008). Könnte ich mich doch besser abgrenzen. Nähe und Distanz im Pflegealltag. Hannover: Vincentz

Hollerith, E. (1994). Die Stellenbeschreibung in sozialen Einrichtungen und Betrieben. 5. Aufl. Speyer: Eigenverlag

Hoogers, K. (1991). Wissen richtig vermitteln. Zu den psychosozialen Aspekten der Anleitesituation. In: Altenpflege, 7/91, 421–423. Hannover: Vincentz

Hugo-Becker, A. & Becker, H. (1992). Psychologisches Konfliktmanagement. München: DTV

Huhn, S. (1994). Pflegequalität. In: Kämmer, K. (1994). Pflegemanagement in Altenheimen. Hannover: Schlütersche, 127–138

Igl, G. (1998). Öffentlich-rechtliche Grundlagen für das Berufsfeld Pflege im Hinblick auf vorbehaltene Aufgabenbereiche. Göttingen: Druckhaus Göttingen

Ilmarinen, J. (2011). Arbeitsfähig in die Zukunft. In: Giesert, M. (2011). Arbeitsfähig in die Zukunft. Hamburg: VSA-Verlag

John, R.; Fallner, H. (1993). Handlungsmodell Supervision – Beratung. Ursel Busch, Hille

Kämmer, K.; Schröder, B. (Hrsg.) (1998). Pflegemanagement in Altenheimen. Grundlagen für Konzeptentwicklung und Organisation. 3. überarb. u. erw. Aufl. Hannover: Schlütersche

Kämmer, K. (Hrsg.) (2012). Pflegemanagement in Zeiten des Fachkraftmangels. Hannover: Vincentz Network

Kammermeier, M.; Gürtler, K. (1996). Das Herzstück der Ausbildung. Der Praxisanleitung fällt eine entscheidende Rolle in der Altenpflegeausbildung zu. In: Altenpflege 4/96, 267–269, Hannover: Vincentz

Klitzing, W. & K. v. (1995). Psychische Belastungen in der Krankenpflege. Göttingen: Vandenhoek & Ruprecht

Klitzing, W. v. (1997). Eine echte Herausforderung. In: Altenpflege, 11/97, 24–25. Hannover: Vincentz

Kooperationsvertrag über die Durchführung der Ausbildung gemäß dem Altenpflegegesetz (Stand 28.03.2003) Gültig ab 1. August 2003. Erarbeitet von der Arbeitsgruppe »Umsetzung Bundesgesetz Altenpflege NW« unter Mitwirkung der Arbeitsgemeinschaft der Spitzenverbände der Freien Wohlfahrtspflege Nordrhein-Westfalen, den privaten Anbietern in Nordrhein-Westfalen und der Arbeitsgemeinschaft der kommunalen Spitzenverbände Nordrhein-Westfalen. Im Internet: www.

bezreg-detmold.nrw.de/Aufgaben/Organisation/Abteilung3/Dezernat37/Formulare/Kooperationsvertrag.pdf

König, E. M. (1998). Einarbeitung neuer MitarbeiterInnen. In: Kämmer, K. & Schröder, B. (Hrsg.) (1998). Pflegemanagement in Alteneinrichtungen. Grundlagen für Konzeptentwicklung und Organisation. 3., überarb. und erw. Aufl. Hannover: Schlütersche

König, E. & Volmer, G. (1996). Systemische Organisationsberatung. 4. überarb. Aufl. Weinheim: Beltz

König, E. & Volmer, G. (2002). Systemisches Coaching. Handbuch für Führungskräfte, Berater und Trainer. Weinheim: Beltz

König, E. & Volmer, G. (2008). Handbuch Systemische Organisationsberatung. Weinheim: Beltz

Kofler-Poplawsky, E. (1997). Sexualität in der Ausbildung. In: Altenpflege, 11/97, 21

Küpper, M. (1998). Unsicher, hilflos, überfordert. In: Altenpflege, 1/98, 34–37. Hannover: Vincentz

Krusche, H. (2000): Der Frosch auf der Butter. NLP – Die Grundlagen des Neuro-Linguistischen Programmierens. 3. Aufl. München: Econ

Lehner, M.; Ziep, K.-D. (1997). Phantastische Lernwelt. Vom Wissensvermittler zum Lernhelfer. 2. überarb. Weinheim: Beltz

Lewis, D. (1992). Geheime Sprache des Erfolgs. München: Heyne

Loffing, D. & Loffing, C. (2010). Mitarbeiterbindung ist lernbar. Praxiswissen für Führungskräfte in Gesundheitsfachberufen. Heidelberg: Springer

Lumma, K. (1994): Die Teamfibel. Hamburg: Windmühle

Lummer, Ch. (2011): Fit für Job und Team – Neue Mitarbeiter einarbeiten: CNE.fortbildung 4.2011, Lerneinheit 15. Stuttgart: Thieme

Lummer, Ch. (2011): Einarbeitung als geplanter Prozess. In: CNE.fortbildung 4.2011, Lerneinheit 15, 2-5. Stuttgart: Thieme

Lummer, Ch. (2011): Teamintegration als geplanter Prozess. In: CNE.fortbildung 4.2011, Lerneinheit 15, 6-9. Stuttgart: Thieme

Lummer, C. (2013). 100 Tipps für Führungsverantwortliche in Pflege und Begleitung. 3. akt. Aufl. Hannover: Schlütersche

Lummer, C. (2014): 50 Tipps für Führungsverantwortliche bei Personalmangel. Hannover: Schlütersche

Matyssek, A.K. (2010). Führung und Gesundheit. 2. Aufl. Norderstedt: BOD

Meifort, B. & Becker, W. (1998). Ein Beruf fürs Leben. Gründe für die Berufsflucht aus der Altenpflege. In: Dr. Mabuse, 111 (Jan/Feb 1998), 41–47. Frankfurt: Mabuse

Miller, S.; Nunnally, E. W. & Wackmann, D. B. (1975). Alive and Aware. Minneapolis: Interpersonal Communication Programms Inc.

Ministerium für Gesundheit, Soziales, Frauen und Familie des Landes Nordrhein-Westfalen (2003). Ausbildung und Qualifizierung in der Altenpflege. Teil 2: Standard zur berufspädagogischen Weiterbildung zur Praxisanleitung in der Altenpflege in NRW. MAGS NRW

Ministerium für Gesundheit, Soziales, Frauen und Familie des Landes Nordrhein-Westfalen (2006). Ausbildung und Qualifizierung in der Altenpflege. Arbeitshilfen für Theorie und Praxis. Teil 1: Entwurf einer empfehlenden Richtlinie für die Altenpflegeausbildung; Teil 2: Standard zur berufspädagogischen Weiterbildung zur Praxisanleitung in der Altenpflege. Im Internet: www.dip-home.de/downloads/richtlinie_altenpflegeausbildung_nrw.pdf

Morris, D. (Hrsg.) (1986). Körpersignale = Bodywatching. München: Heyne

Mutzeck, W. (1996). Kooperative Beratung. Grundlagen und Methoden der Beratung und Supervision im Berufsalltag. Weinheim: Deutscher Studien Verlag

Neubert, G. (2002). Praktische Ausbildung in der Altenpflege. Checklisten für Auszubildende und Praxisanleiter. Stuttgart: Kohlhammer

Oppolzer, A. (2006). Gesundheitsmanagement im Betrieb. Integration und Koordination menschengerechter Gestaltung der Arbeit. Hamburg, VSA-Verlag

Paunonen, M.; Häggman-Laitila, A. & Jokela, V. (1994). Sexualität im Alter. Arbeitsberatung hilft Pflegenden, Probleme mit diesem Thema zu bewältigen. In: Altenpflege-Forum, H. 4 1994, 120–124. Hannover: Vincentz

Peters, M. (1995). Scham, Angst, Scham. Gefühle pflegebedürftiger alter Menschen. In: Altenpflege, 10/95, 653–657. Hannover: Vincentz

Quernheim, G. (2004). Spielend anleiten und beraten. Hilfen zur praktischen Pflegeausbildung. 2. Aufl. München: Urban & Fischer

Rauen, C. (1999). Coaching: Innovative Konzepte im Vergleich. Göttingen. Verlag Angewandte Psychologie

Retaiski, H. (1993). Supervision. In: Deutscher Verein für öffentliche und private Fürsorge (Hrsg.): Fachlexikon der sozialen Arbeit. 3. ern. u. erw. Auflage, 942–944. Frankfurt: Eigenverlag

Riemann, F. (1985). Grundformen der Angst. München: Reinhardt

Rogers, C. R. (1983). Therapeut und Klient. Grundlagen der Gesprächspsychotherapie. Frankfurt: Fischer

Rogoll-Adam, R. (2008). 50 Tipps für eine effektive Praxisanleitung in der Altenpflege. Hannover: Schlütersche

Rosenthal, R. & Jacobson, L. (1971). Pygmalion im Unterricht. Weinheim: Beltz

Rotenhan, E. v. (1976). Das Praktikum: ein Wegweiser für Praktikanten, Praxisanleiter, Institutionen und Ausbildungsstätten. München: Kaiser

Rückle, H. (1979). Körpersprache für Manager und für jeden, der führt, motiviert und verkauft. München: Verlag Moderne Industrie

Rückle, H. (1992). Coaching. Düsseldorf: Econ

Rudolph, R. (1993). Die Ausbildung ist das Fundament. Ein wichtiger Baustein ist die qualifizierte Praxisanleitung. In: Altenpflege, 10/95, 671–677, Hannover: Vincentz

Salewski, C. (1993). Räumliche Distanzen in Interaktionen. Münster: Waxmann

Sahm, A. (1981). Neue Methoden zur Leistungsmotivation der Mitarbeiter. Situationsbezogene Motivationstechniken für die betriebliche Praxis. 3. Aufl. Kissing: Weka

Sarbin, T. R. (Hrsg.) (1994). Constructing the social. London: Sage

Sarbin, T. R. & Hardyck, C.D. (1953). Contributions to role-taking theory: role perception on the basis of postural cues. Unpublished

Sarbin, T.R. & Hardyck, C.D. (1976). Arbeitshilfen 14, Theorien menschlicher Interaktion und Kommunikation. Frankfurt am Main: Deutscher Verein für öffentlich und private Fürsorge

Sarges, W. & Fricke, R. (Hrsg.) (1986). Psychologie für die Erwachsenenbildung/Weiterbildung. Ein Handbuch in Grundbegriffen. Göttingen: Verlag für Psychologie

Sauter, W. (1996). Vom Vorgesetzten zum Coach der Mitarbeiter. Handlungsorientierte Entwicklung von Führungskräften. Weinheim 1994 SGB XI. 2. Aufl. München: DTV

Scherpner, M.; Richter-Markert, W. & Sitzenstuhl, I. (1992). Anleiten, Beraten und Lehren: Prinzipien sozialarbeiterischen Handelns – Anregungen für die Praxisanleitung und Beratung von Mitarbeiterinnen. Stuttgart: Eigenverlag des Deutschen Vereins für öffentliche und private Fürsorge,

Schindler, M. & Schindler, U. (1996). Aufmerksamkeit schafft Qualität. Die Einarbeitung neuer MitarbeiterInnen verdient mehr Beachtung. In: Altenpflege, 8/96, 517–520. Hannover: Vincentz

Schmidt, R. & Marzinszik, K. (2002). Himmel und Hölle. In: Altenpflege, 6/2002, 29-30. Hannover: Vincentz

Schmitz-Buhl, St.; Faulhammer, M.; Rauen, C.; Tomaschek, M.; Webers, T. & Wiese, A. (Hrsg.) (2003). Coaching: Zukunft der Branche – Branche der Zukunft. Heidelberg: Decker's

Schmidt-Scherzer, R. (1998). Damit niemand schon vor dem Tod stirbt. Sterbebegleitung – eine Last für professionelle Helfer? In: Heim und Pflege, 8/1998, 341– 344. Kulmbach: Baumann

Schreyögg, A. (1995). Coaching – wer braucht das? In: Wilker, F.-W. (Hrsg.): Supervision und Coaching 225–247. Bonn: Deutscher Psychologen Verlag

Schreyögg, A. (1996). Coaching: eine Einführung für Praxis und Ausbildung. 2. Aufl. Frankfurt: Campus

Schreyögg, A. (2000). Supervision – ein integratives Modell: Lehrbuch zu Theorie und Praxis. 3. Aufl. 2000. Paderborn: Junfermann

Schützendorf, E. (1996). Ekel und Erregung. Konfrontation mit Sexualität in der Altenpflege. In: Altenpflege, 5/96, 348–355. Hannover: Vincentz

Schützendorf, E. (1997). Weg mit dem Schutzschild! In: Altenpflege, 11/97, 18–22. Hannover: Vincentz

Schulz von Thun, F. (1981). Miteinander reden: Störungen und Klärungen. Psychologie der zwischenmenschlichen Kommunikation. Reinbek: Rowohlt

Schulz von Thun, F. (1998). Miteinander reden: Das »Innere Team« und situationsgerechte Kommunikation. Reinbek: Rowohlt

Schwäbisch, L. & Siems, M. (1985). Anleitung zum sozialen Lernen für Paare, Gruppen und Erzieher. Kommunikations- und Verhaltenstraining. Reinbek: Rowohlt

Scobel, W. S. (1988). Was ist Supervision? Göttingen: Vandenhoeck & Ruprecht

Sowinski, C.; Falk, J.; Grond, E.; Kerres, A.; Pfäfflin-Wagner; Stieper, K. & Weller, A.; (1995a). Theoriegeleitetes Arbeiten in Ausbildung und Praxis. Ein Baustein zur Qualitätssicherung in der Altenpflege. Köln: KDA

Sowinski, C. (1995b). Pflegetheoretische Überlegungen zur Strukturierung der Pflegepraxis. In: Sowinski, C.; Falk, J.; Grond, E.; Kerres, A.; Pfäfflin-Wagner; Stieper, K. & Weller, A.; (1995). Theoriegeleitetes Arbeiten in Ausbildung und Praxis. Ein Baustein zur Qualitätssicherung in der Altenpflege. Köln: KDA, 36–51

Spiess, W. (Hrsg.) (1991). Gruppen- und Teamsupervision in der Heilpädagogik. Konzepte, Erfahrungen. Bern: Haupt

Sprenger, R.K. (1997). Mythos Motivation. Wege aus einer Sackgasse. 12. Aufl. Frankfurt: Campus

Staatsinstitut für Schulqualität und Bildungsforschung München (Hrsg.) (2004). Ausbildungsrahmenplan für die praktische Ausbildung in der Altenpflege. München

Standard zur berufspraktischen Weiterbildung zur Praxisanleitung in der Altenpflege in Nordrhein-Westfalen. Verbindlich vereinbart von der »NRW Arbeitsgruppe Bundesgesetz Altenpflege«, Mitwirkung der Arbeitsgemeinschaft der Spitzenverbände der Freien Wohlfahrtspflege Nordrhein-Westfalen, der privaten Anbieter in Nordrhein-Westfalen und der Arbeitsgemeinschaft der Kommunalen Spitzenverbände Nordrhein-Westfalen. Im Internet: www.dip-home.de/downloads/richtlinie_altenpflegeausbildung_nrw.pdf, o.J. [Zugriff am 27.06.2013]

Statistische Ämter des Bundes und der Länder (Hrsg.) (2011). Demografischer Wandel in Deutschland. Heft 1: Bevölkerungs- und Haushaltsentwicklung im Bund und in den Ländern. Wiesbaden, 8

Statistisches Bundesamt: Demografischer Wandel führt zu 50 % mehr Pflegebedürftigen im Jahr 2030. Im Internet: https://destatis.de/DE/PresseService/Presse/Pressemit-teilungen/2010/11/PD10429_224.html [Zugriff am 27.06.2013]

Stewart, I. & Joines, V. (1997). Die Transaktionsanalyse. Eine neue Einführung in die TA. 7. Aufl. Freiburg: Herder

Stroebe, R.W. & Stroebe, G.H. (1997). Motivation. 7. Aufl. Heidelberg: Sauer

Stryeck, M. (2013). Sexualität im Alter – ein Tabu? Bachelorarbeit an der Medizinischen Universität Graz 2013. Im Internet: https://www.google.de/#q=melanie+stryeck+sexualit%C3 %A4t+im+alter)

Sydow, K. v. (1994). Die Lust auf Liebe bei älteren Menschen. München: Reinhardt

Tempel, J. & Ilmarinen, J. (2013). Arbeitsleben 2025. Das Haus der Arbeitsfähigkeit im Unternehmen bauen. Hamburg: VSA-Verlag

Tietze, K.O. (2010). Kollegiale Beratung. Problemlösungen gemeinsam entwickeln. 4. Aufl. Reinbek: Rowohlt

Tschudin, V. (1990). Helfen im Gespräch. Eine Anleitung für Pflegepersonen. Basel: Recom

Universität Bremen, Institut für Public Health und Pflegeforschung (2010). »Imagekampagne für Pflegeberufe auf der Grundlage empirisch gesicherter Daten« – Einstellungen von Schüler/innen zur möglichen Ergreifung eines Pflegeberufes – Ergebnisbericht – Zeitraum: Juli 2009 bis Dezember 2009: Leitung Prof. Dr. Stefan Görres, Bremen

Verband der katholischen Heime und Einrichtungen der Altenhilfe in Deutschland e.V. (Hrsg.) (1997). Rahmenkonzeption stationärer Altenhilfe. Leitbild Altenpflegeausbildung. Freiburg

Verbesserte Angebote zur ambulanten Pflege. Diakonie, Caritas und Barmer Ersatzkasse erweitern Rahmenvereinbarung zur Durchführung von Pflegekursen nach § 45 SGB XI. Im Internet: www.diakonie.de/de/print/aktuelles/695_2221.php

Verordnung über die Ausbildung und Prüfung in der Altenpflege (APO-Altenpflege) vom 28. September 1994. In: Gesetz- und Verordnungsblatt für das Land Nordrhein-Westfalen – Nr. 66 vom 20. Oktober 1994

Wallrafen-Dreisow, H. (2003). Personalgewinnung und Personalbindung durch aktive Gesundheitsförderung. In: Kuratorium Deutsche Altershilfe (KDA) (Hrsg.) (2003). Personalgewinnung und Personalbindung in der Altenhilfe. Dokumentation der KDA-Fachtagung, Köln

Walter, A.; Merboth, H. & Böger, S. (1997). Bedingungen einer beanspruchungsoptimalen und patientenorientierten Arbeitsgestaltung in der stationären Krankenpflege. In: Pflege, 10/1997, 341–349 Bern: Huber

Watzlawick, P.; Beavin, J. H. & Jackson, D. D. (1995). Menschliche Kommunikation. Formen, Störungen, Paradoxien. 7. Aufl. Bern: Huber

Watzlawick, P. (193). Anleitung zum Unglücklichsein. München: Piper

Weber, W. (1994). Wege zum helfenden Gespräch. 10., völlig neubearb. Aufl. München: Reinhardt

Weidenmann, B. & Krapp, A. (Hrsg.) (1986). Pädagogische Psychologie. Ein Lehrbuch. München: Psychologie Verlags Union

Weisbach, C.-R. (2013). Professionelle Gesprächsführung. 8. Aufl. München: DTV

Whitmore, J. (1998). Coaching für die Praxis. 2. Aufl. München: Heyne

Wilker, F.-W. (Hrsg.) (1995). Supervision und Coaching. Bonn: Deutscher Psychologen Verlag

Wirsing, K. (1985). Psychologisches Grundwissen für Altenpflegeberufe. Ein praktisches Lehrbuch. 2. überarb. Aufl. Weinheim: Beltz, Weinheim

Wissenschaftliches Institut der AOK (wido) (2011). Pressemitteilung vom 16.08.2011 zum Fehlzeitenreport 2011. Im Internet: http//www.wido.de/fileadmin/wido/downloads/pdf_pressemitteilungen/pm_wido_2011-16-08_FZR2011_final.pdf [Zugriff am 19.08.2013]

Wittenberger, G. (1984). Supervision. In: Eyferth, H.; Otto, H. U. & Thiersch, H. (Hrsg.) (1984). Handbuch zur Sozialarbeit/Sozialpädagogik. Neuwied: Luchterhand

Wittig; Dünte, D. & Roitzsch, M. (2000). Die Mentorentätigkeit. Wie die praktische Ausbildung in der Krankenpflege verbessert werden kann. In: Die Schwester/Der Pfleger, 39. Jg. 02/2000, 160–163. Melsungen: Bibliomed

Wurmser, L. (1990). Die Maske der Scham. Berlin: Springer

Zimber, A. (1997). Auch Helfer brauchen Hilfe. Harter Arbeitsalltag gefährdet die Gesundheit des Pflegepersonals. In: AltenpflegeForum, 5. Jg, (1997) Nr. 4, 18–27. Hannover: Vincentz

Zimber, A. (1998). Gesundheitsrisiken und Gesundheitsschutz in der Pflege. In: Pflege aktuell, 6/98, 370–374. Eschborn: DBfK

REGISTER